Das Low Carb Kochbuch zum Abnehmen

Gesunde und leckere Rezepte für jeden Tag inkl.
4 Wochen Low Carb Challenge zur optimalen
Gewichtsreduktion und Fettverbrennung

[1. Auflage]

Sophie Pehle

ISBN - 9781703365245

Inhalt

Was ist Low Carb?

Kohlenhydrate – was muss man über sie wissen?

Low Carb – was darf man essen?

Wovon sollten Sie die Finger lassen?

Wie fangen Sie mit Low Carb an?

Fett verbrennen am Bauch mit Low Carb – 10 Tipps

Grundrezepte

28 Tage Ernährungsplan

Was ist Low Carb?

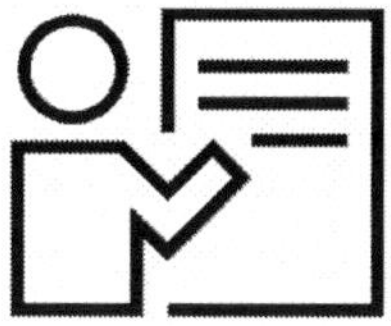

Der Begriff „Low Carb“ stammt ursprünglich aus dem Englischen, wurde jedoch problemlos in den deutschen Sprachgebrauch übernommen. „Low“ steht für die Minimierung, eine geringe Einnahme der „Carbs“, welche die Kurzform von carbohydrates sind. Auf deutsch bedeutet die Bezeichnung deshalb nichts anderes als eine Minimierung des Verzehrs von Kohlenhydraten.

Diese besondere Ernährungsform, bei welcher in unterschiedlichen Maßen auf Kohlenhydrate verzichtet wird, ist im letzten Jahrzehnt immer stärker in Mode getreten. Ihre Ursprünge lassen sich jedoch bei dem Engländer William Banting und das von ihm verfasste Buch Letter on Corpulence finden, welches bereits Anfang des 19. Jahrhunderts erschien und in verschiedene Sprachen übersetzt wurde. Die Diät, bei welcher er mit einer speziellen Diät, die eine geringe Menge an Kohlenhydraten und eine große Menge an Eiweißen umfasste, innerhalb eines Jahres über 20 kg an Gewicht verloren hatte, wurde selbst in Deutschland als die Banting-Kur bekannt.

In ungefähr der selben Zeit waren auch der Franzose Brillat-Savarin, sowie der deutsche Arzt Wilhelm Ebstein zu dem Entschluss gekommen, dass eine Ernährungsform, welche den Fokus auf den Verzehr von Fleisch und weg von Kohlenhydraten lenkte, erstrebenswert sei.

Einen starken Aufschwung erfuhr diese Ernährungsform ab den 1970er Jahren, als der nordamerikanische Arzt Robert Atkins, die sogenannte Atkins-Diät erfand und propagierte. Für seine Forschungen und Erkenntnisse hielt er sich an Studien aus den 1950er Jahren, in denen die Wirkung einer Ernährung mit wenig Kohlenhydraten und einem hohen Eiweiß- und Fettanteil beobachtet worden war. Er befasste sich eingehend mit dem Thema und fing an, die damals durchgeführten Studien neu auseinander zu nehmen und zu entschlüsseln. Aus seinen Schlussfolgerungen entsprang die Atkins-Diät, welche auch heute noch von vielen bejubelt wird.

Durch den großen Aufschwung dieser Diätmethode wurde die Low Carb Diät auch in anderen Ländern bekannt und erreichte große Aufmerksamkeit. Infolgedessen befassten sich immer mehr Ernährungswissenschaftler mit dieser Ernährungsform, sodass es heute zahlreiche verschiedene Formen gibt. Dabei variieren besonders die Anzahl der Kohlenhydrate, die täglich verzehrt werden sollen, sowie der Eiweiß- und Fettanteil der Ernährung insgesamt.

Viele Personen, die auf eine Low Carb Ernährung umgestiegen sind, taten dies aus gesundheitlichen Gründen. Diese Ernährungsform wird besonders dann empfohlen, wenn Fettleibigkeit vorliegt. Doch auch bei Diabetes und Herz-Kreislauferkrankungen wird diese Ernährungsform vorgeschlagen. Die Reduzierung des Verzehrs von Kohlenhydraten hat vielschichtige Wirkungen auf den menschlichen Körper, diese werden im nächsten Kapitel eingehend erläutert.

Kohlenhydrate – was muss man über sie wissen?

Kohlenhydrate werden im menschlichen Organismus in Glucose und somit in Zucker umgewandelt. Dies geschieht in einem aufwendigen Prozess. Die Kohlenhydrate gelangen mit der Nahrung in den Mund und anschließend in den Magen. Dort werden sie teilweise bereits in ihre Einzelteile zerlegt und anschließend im Darm über die Darmwände aufgenommen. Sie sind dann Glucose, also Zucker und werden im Blutkreislauf durch den Körper transportiert. Der Zucker liefert dem Körper Energie. Wird diese Energie sofort benötigt, dann wird sie in die bestimmten Körperzellen transportiert, in denen sie verbraucht wird. Wird zu viel Glucose aufgenommen, dann kann diese nicht sofort verarbeitet werden, sie wird stattdessen in den Zellen aufgenommen und dort gelagert, bis sie gebraucht wird.

Nehmen Sie täglich zu viele Kohlenhydrate zu sich, so leben Sie in einem ständigen Überfluss an Energie. Der Körper stellt sich auf diesen Überfluss ein und beginnt, Lager aufzustellen. Die Folgen hängen von der Körperform eines jeden Menschen ab. Frauen haben besonders mit Fettpolstern an den Oberschenkeln und im Bereich der Hüften zu kämpfen, während Männer in vielen Fällen einen stattlichen Bauch entwickeln. Doch auch Frauen bleiben von den Fettpolstern am Bauch nicht verschont. Dies ist ein zunehmendes Problem, denn diese Fettschichten sind es, die besonders negative Auswirkungen auf andere Körperfunktionen und den allgemeinen Gesundheitszustand der betroffenen Person haben.

Wenn Sie über den Tag hinweg immer wieder eine hohe Anzahl an Kohlenhydraten zu sich nehmen, dann beeinflussen Sie damit Ihren Blutzuckerspiegel. Dieser befindet sich auf einem normalen Niveau, bis die zerlegten Kohlenhydrate durch die Darmwand aufgenommen werden. Anschließend steigt er innerhalb wenig Zeit drastisch an, denn die Glucose befindet sich dann im Blutkreislauf. In der Bauchspeicheldrüse wird das Hormon Insulin hergestellt, welches dafür zuständig ist, den Blutzuckerspiegel zu regulieren. Es wird ausgeschüttet und beginnt seinen Weg durch den Blutkreislauf, wobei es dafür sorgt, dass die Glucose in den verschiedenen Körperzellen aufgenommen werden kann. Wenn sie in diesen Zellen zur Gewinnung von Energie benötigt wird, dann wird sie innerhalb kurzer Zeit verwertet. Wird sie jedoch nicht gebraucht, so findet eine Speicherung in den Zellen statt. Die Energie wird dann für einen späteren Einsatz eingelagert und der Blutzuckerspiegel sinkt ebenso schnell, wie er vorher angestiegen ist. Die Folgen fallen unterschiedlich stark aus, die Personen fühlen sich schwach, energielos und können sich schlecht konzentrieren. Als Folge dessen gehen die betroffenen Menschen häufig dazu über, einen Snack zu sich zu nehmen, um den Blutzuckerspiegel wieder in die Höhe zu treiben und dem Körper mehr Energie zuzufügen. Die positive Wirkung in Form von Konzentrationsfähigkeit und Wachheit hält jedoch nur kurze Zeit an, anschließend sinkt der Blutzuckerspiegel erneut in den Keller.

Es gibt bestimmte Formen von Kohlenhydraten. Die einfachen Kohlenhydrate, wie sie beispielsweise in Produkten aus Weizenmehl vorkommen, werden im Körper innerhalb sehr kurzer Zeit gespalten und aufgenommen. Sie lassen den Blutzuckerspiegel stark ansteigen, wobei er anschließend auch ebenso stark wieder sinkt. Die Auswirkungen auf den Körper sind beinahe so stark als hätte besagte Person reinen Zucker zu sich genommen. Mit den bedeutenden Auswirkungen der Kohlenhydrate lässt sich auch erklären, warum sich viele Menschen etwa ein bis zwei Stunden nach der Einnahme ihres Mittagessens in einem Nachmittagstief wiederfinden. Die Kohlenhydrate, die sich vielleicht in einem Nudelsalat, einer großen Portion Reis, Kartoffeln oder Brot befanden, ließen den Blutzuckerspiegel kurz nach dem Essen in die Höhe schnellen. Dieser Zeitraum befand sich jedoch noch in der Mittagspause. Anschließend musste sich die Person wieder an den Schreibtisch setzen, sie fühlte sich voll und unbehaglich, das Essen lag ihr schwer im Magen. Nach etwa einer Stunde beginnt diese Person, sich zunehmend müde und energielos zu fühlen. Die Konzentration fällt schwer und sie verspürt bereits wieder hunger.

Sicherlich haben Sie sich selbst bereits mehr als einmal in Ihrem Leben in einer solchen Situation wiedergefunden und können ebenfalls bestätigen, dass ein Schokoriegel oder ein anderer Snack in diesem Moment die einzig wahre Lösung zu sein scheint. Doch damit tappen Sie genau in die Falle, denn der Zucker eines Desserts lässt Ihren Blutzuckerspiegel erneut für einige Minuten ansteigen, um anschließend stark abzufallen. Sie befinden sich nun ein einer Dauerschleife, in welcher Sie ständig das Verlangen nach mehr Kohlenhydraten oder Zucker verspüren und sich trotzdem immer nur für einen kurzen Zeitraum auf Ihre Arbeit oder Ihre Aufgaben im Alltag konzentrieren können. Der Körper baut eine Abhängigkeit auf, die durchaus mit einer Drogenabhängigkeit zu vergleichen ist. Nur ist Ihre Droge eben der Zucker, der sich in den Kohlenhydraten befindet.

Viele Personen entscheiden sich deshalb, ihre Ernährung drastisch umzustellen. Oft ist eine kohlenhydratarme Ernährung nicht genug und es muss im Voraus erst einmal eine Entwöhnungsphase durchgemacht werden, bei welcher vollkommen auf Zucker und einfache Kohlenhydrate verzichtet wird.

Es gibt unterschiedliche Arten von Kohlenhydraten. Einfache Kohlenhydrate werden im Körper innerhalb kurzer Zeit aufgespalten und gelangen dann in den Blutkreislauf. Komplexe Kohlenhydrate, wie sie etwa in Vollkornprodukten und Wildreis vorkommen, brauchen hierzu deutlich länger. Sie werden langsamer gespalten und aufgenommen, was zur Folge hat, dass der Blutzuckerspiegel weniger stark ansteigt und dies über einen längeren Zeitraum tut. Ihr Körper wird dementsprechend längere Zeit mit Energie versorgt und Sie fühlen sich deutlich besser, denn die drastischen Schwankungen des Blutzuckerspiegels bleiben aus.

Bei einer Low Carb Ernährung wird versucht, den Verzehr von einfachen Kohlenhydraten stark herabzusetzen und stattdessen kleine Mengen komplexer Kohlenhydrate zuzulassen. Auf diese Weise kann der Blutzuckerspiegel positiv beeinflusst werden und Sie schaffen es, nicht mehr in einem ständigen Überschuss an Energie zu leben, die auf Grund des geringeren Verbrauchs eingelagert wird.

Eine Ernährung mit einer geringen Anzahl an Kohlenhydraten wird häufig empfohlen, wenn eine Vorstufe von Diabetes erkannt wurde oder vermutet wird. Wissenschaftler gehen davon aus, dass die ständigen Schwankungen des Blutzuckerspiegels, die eine häufige Ausschüttung von Insulin zur Folge haben, zu einer Insulinresistenz der Körperzellen führen können. Die Folge ist eine Erkrankung an Diabetes Typ 2. Der konstante Blutzuckerspiegel beeinflusst auch das Hunger- beziehungsweise Sättigungsgefühl einer Person. Letzteres hält länger an, sodass Heißhungerattacken vermieden werden können.

Darüber hinaus wird die Low Carb Ernährung häufig eingeführt, wenn eine Person ihr Körpergewicht reduzieren möchte oder sollte. Die Gründe können sowohl gesundheitlicher als auch ästhetischer Natur sein, doch das Ziel ist das Gleiche.

Der menschliche Körper war über Jahrtausende hinweg einer Kultur von Jägern und Sammlern ausgesetzt. In dieser Zeit gab es keine geregelten Mahlzeiten, denn an einigen Tagen konnte nichts essbares gefunden oder erjagt werden. Der Körper stellte sich darauf ein, an Tagen mit einem Nahrungsmittelüberfluss Reserven für weniger gute tage anzulegen. Darüber hinaus bestand die Ernährung zum Großteil aus Fleisch und Beeren, sowie essbaren Wurzeln. Doch die Ernährungsgewohnheiten der Menschen veränderten sich mit dem Beginn des Feldanbaus. Der temporäre Mangel an Lebensmitteln war nun deutlich weniger stark ausgeprägt und die Zusammensetzung der Nahrung bestand nicht länger aus Beeren und Fleisch, sondern beinhaltete auch Getreide.

Wenn Sie täglich viele Kohlenhydrate zu sich nehmen, dann befinden Sie sich nicht in einem Gleichgewicht, denn Sie führen Ihrem Körper sehr viel mehr Energie zu, als Sie verbrauchen. Das Ergebnis sind Fettreserven, die stetig wachsen. Das Ziel ist es, durch die Reduzierung der Kohlenhydrate in der Ernährung zu einem Zustand zu kommen, bei welchem Ihr Blutzuckerspiegel relativ konstant bleibt und Sie ein stetiges Energiedefizit haben. Dann nämlich geht Ihr Körper dazu über, angesammelte Fettreserven aufzubrauchen. Selbstverständlich muss der Verzicht auf Kohlenhydrate konstant sein, denn sonst kommt es zu einem Yoyo-Effekt. Aus diesem Grund ist die Low Carb Diät auch keine Diät mit einer zeitlichen Begrenzung. Es handelt sich viel mehr um eine Ernährungsumstellung, die langfristig ausgelegt ist.

Sie können eine deutliche Gewichtsabnahme erwarten und viele Wissenschaftler sind der Meinung, dass sich die Low Carb Ernährung nicht nur positiv auf das Körpergewicht auswirkt, sondern den allgemeinen Gesundheitszustand einer Person verbessert.

Low Carb – Was darf man essen?

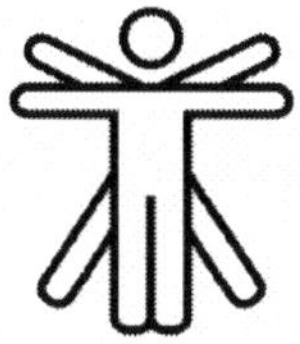

Wie bereits beschrieben wurde, werden Sie die Kohlenhydrate in Zukunft stark reduzieren, doch es gibt zahlreiche Lebensmittel, die Sie unbedingt in Ihre Ernährung einbinden müssen. Hierzu gehören frisches Gemüse, sowie Milchprodukte und Fleisch, welches eine tierische Eiweißquelle ist.

In diesem Kapitel erfahren Sie, welche Nahrungsmittel auf Ihrer Einkaufsliste nicht fehlen dürfen, wenn Sie mit der Low Carb Ernährung eine ausgewogene, gesunde Ernährungsweise anstreben.

1. Eier: In der Low Carb Ernährung werden Sie viel Ei essen. Hühnereier haben sehr gute Eigenschaften, denn sie verfügen über eine geringe Menge an Kohlenhydraten und gleichzeitig große Mengen an Vitaminen, Zink, Kalium und Kalzium. Achten Sie möglichst darauf, Eier aus guter Hühnerhaltung zu verzehren, da ihre Qualität sehr viel besser ist als die von Hühnern in Massentierhaltung.
2. Fleischprodukte: Frisches Fleisch hat kaum Kohlenhydrate und ist deshalb für eine Low Carb Ernährung mehr als passend. Es ist nicht unbedingt notwendig, nur fettarmes Fleisch zu essen. Sie können sich auch gelegentlich ein schönes Rindfleischsteak gönnen oder einen Schweinebraten. Fleischprodukte, die bereits verarbeitet sind, haben deutlich schlechtere Eigenschaften. Oftmals wird ihnen während

des Herstellungsprozesses Zucker, Mehl oder Konservierungsstoffe zugeführt. Nähere Informationen finden Sie im nächsten Kapitel.

Gesundes, frisches Fleisch kombinieren Sie mit vitaminreichem Gemüse, um ein optimales Gericht zu zaubern. Besonders gut eignet sich das Fleisch von Wild, Schwein, Rind, Geflügel, Lamm oder Kalb.

3. Fisch und Meeresfrüchte: Sie sind reich an gesunden Fettsäuren, weisen dabei jedoch kaum Kohlenhydrate auf. Fisch ist perfekt, um Ihren Ernährungsplan etwas abwechslungsreicher zu machen und wenn Sie Meeresfrüchte gerne essen, dann können Sie sie problemlos in Ihre Ernährung integrieren. Besonders gut ist Fisch, welcher nicht aus Zuchtstationen stammt, es eignen sich beispielsweise Heringe, Lachs, Makrelen, Forellen, Aale, Kabeljau und Zander. Garnelen und Flusskrebse sind ebenfalls eine tolle Eiweißquelle mit wenig Kohlenhydraten.

4. Frisches Gemüse: Gemüse wird von nun an einen sehr großen Teil Ihrer Ernährung ausmachen. Es ist reich an Vitaminen, Ballaststoffen und Mineralen, hat dabei jedoch gleichzeitig einen geringen Kohlenhydratgehalt. Diese Eigenschaft kommt Ihnen zu Gute, denn das Gemüse ist für Sie die perfekte Basis für Ihre Ernährung. Es gibt Ihnen die Möglichkeit, sich satt zu essen, ohne zu viele Kalorien oder Kohlenhydrate zu sich zu nehmen. Selbstverständlich haben einige Gemüsesorten mehr Kohlenhydrate als andere, Kartoffeln beispielsweise. Deshalb müssen Sie auch bei Gemüse stets auf den Kohlenhydratwert achten. Doch mit etwas Übung wird das ein Kinderspiel, denn bereits nach einigen Wochen kennen Sie sich bestens aus und erkennen mögliche Stolperfallen sofort.

   Besonders gut sind Gemüsesorten mit einem hohen Wasseranteil, denn Sie haben wenig Kalorien, kaum Kohlenhydrate und verfügen trotzdem über zahlreiche Vitamine. Hierzu gehören beispielsweise Gurken, Salatsorten und Spinat, sowie verschiedene Pilze.

Hülsenfrüchte sind tolle pflanzliche Eiweißquellen und sollten deshalb regelmäßig verzehrt werden. Die in ihnen enthaltenen Ballaststoffe regen die Verdauung an und vermeiden auf diese Weise Bauchschmerzen und andere Verdauungsprobleme.

Möhren verleihen den Speisen einen angenehm süßlichen Geschmack und verfügen außerdem über kostbare Vitamine. Verschiedene Kohlsorten wie Grünkohl, Wirsing oder Brokkoli sind tolle Energiequellen, Blumenkohl wird in der Low Carb Ernährung gerne als Reisersatz verwendet.

Zwiebeln, Knoblauch und Porree verleihen nicht nur einen spannenden Geschmack, sie treiben auch den Stoffwechsel an und sorgen damit für eine schnellere Gewichtsabnahme.

5. Früchte: Obst ist auf den ersten Blick erst einmal immer gesund, doch wenn Sie sich die Nährstoffwerte verschiedener Obstsorten anschauen, dann werden Sie feststellen, dass diese teilweise einen sehr hohen Fruchtzuckergehalt aufweisen. Aus diesem Grund sind sie für eine Low Carb Ernährung ungeeignet, denn das Ziel besteht schließlich darin, den Blutzuckerspiegel möglichst konstant und niedrig zu halten. Trotzdem sind Früchte eine wichtige Vitaminquelle und sollten deshalb in einer ausgewogenen Ernährung nicht fehlen. Birnen, Äpfel, Pfirsiche, und Weintrauben sind beispielsweise Früchte, die sich sehr gut in eine Low Carb Ernährung integrieren lassen. Wasserhaltige Früchte, wie Wassermelonen, sind ebenfalls sehr gut geeignet. Eine weitere Möglichkeit sind Zitrusfrüchte wie Orangen, Zitronen und Grapefruit.

6. Kohlenhydrate: Sie werden den Verzehr von Kohlenhydraten stark einschränken, trotzdem gibt es Lebensmittel, die komplexe Kohlenhydrate enthalten und aus diesem Grund sehr wohl in eine ausgewogene Ernährung passen. Hierzu gehören beispielsweise Haferflocken, Süßkartoffeln, Amaranth, Quinoa, Hülsenfrüchte und Kartoffeln. Wenn Sie Getreide essen, so sollten Sie stets zu den Vollkornprodukten greifen. Die Schale des Getreides enthält wichtige Ballaststoffe, die nicht nur lange satt machen sondern gleichzeitig die Verdauung anregen. Bauchschmerzen, Blähungen und Durchfall können dadurch vermieden werden. Darüber hinaus benötigt der Körper sehr viel länger, um die komplexen Kohlenhydrate zu spalten. Der Zucker gelangt deshalb langsamer in den Blutkreislauf und lässt den Blutzuckerspiegel nicht so stark ansteigen. Lebensmittel mit komplexen Kohlenhydraten sind deshalb sehr wertvoll.
7. Milchprodukte: Joghurt, Käse und Milch sind eine wichtige Kalziumquelle. Darüber hinaus enthalten sie eine beträchtliche Menge an Eiweißen, welche Sie für eine ausgewogene Ernährung benötigen. Die Low Carb Diät legt kein großes Augenmerk auf den Fettgehalt der Nahrungsmittel. Aus diesem Grund können Sie gerne mit Butter, Joghurt, Schmand oder Sahne kochen. Auch Käse und Quark werden in die Low Carb Ernährung eingebunden.
8. Saaten und Nüsse: Sonnenblumenkerne, Kürbiskerne, Mohn, Mandeln, Pistazien, Leinsamen, Chia-Samen, Walnüsse, Haselnüsse und Sesam haben wenig Kohlenhydrate, dafür jedoch zahlreiche gesunde Fettsäuren und Mineralstoffe. Sie eignen sich deshalb perfekt, um gesundes Müsli anzureichern oder Brote zuzubereiten. Auch als Snack für Zwischendurch sind sie beliebt, denn sie liefern viel Energie, ohne auf Zucker zurückgreifen zu müssen.

Versuchen Sie, vor allem Produkte aus Ihrer Region einzukaufen. Hierzu bietet sich ein Wochenendbummel über den Markt der nächstgelegenen Stadt an. Die Bauern aus Ihrer Gegend können Ihnen genaue Informationen darüber geben, wie das Gemüse oder die Früchte auf seinem Hof angebaut werden. Auf Fleisch trifft dies ebenfalls zu. Sie unterstützen mit dem Kauf regionaler Produkte die Landwirtschaft Ihrer Gegend und können sich sicher sein, dass Sie wirklich Lebensmittel mit einer ausgezeichneten Qualität kaufen. Dies wirkt sich auf Ihre Gesundheit aus, denn die Nahrungsmittel mussten keinen langen Transportweg hinter sich bringen, ehe sie bei Ihnen im Supermarkt ankamen. Tomaten, Paprika, Äpfel, Pfirsiche und andere Lebensmittel konnten bei Ihnen in der Region reifen und taten dies nicht künstlich, während sie schon in Kartons und Containern verpackt waren. Die Nahrungsmittel enthalten deutlich mehr Vitamine und übertreffen den Geschmack günstiger Massenware bei weitem.

Wovon sollten Sie die Finger lassen?

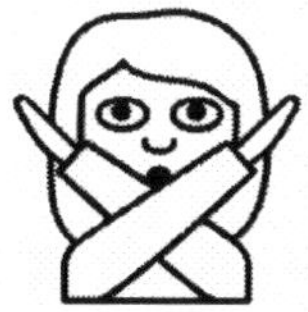

Neben der langen Liste von Nahrungsmitteln, die sich perfekt für eine Low Carb Ernährung eignen, gibt es jedoch auch einige Lebensmittel, die Sie unbedingt meiden müssen. Selbstverständlich ist die Veränderung der Ernährung ein tiefer Einschnitt in den Alltag, doch wenn Sie sich an die Spielregeln der Low Carb Ernährung halten, dann werden Sie bereits nach wenigen Wochen die ersten positiven Ergebnisse feiern können.

1. Backwaren und andere Produkte aus Getreide: Getreide enthält einen hohen Anteil an Kohlenhydraten. Aus diesem Grund müssen Sie während einer Low Carb Diät auf Backwaren, Nudeln und Reis verzichten. Sogar Vollkornprodukte enthalten viele Kohlenhydrate, doch ihr Ballaststoff- und Mineralstoffgehalt sorgt dafür, dass sie während einer Low Carb Ernährung zugelassen werden, allerdings nur in kleinen Mengen. Es gibt unterschiedliche Varianten der Low Carb Diät, die verschiedene Mengen an Kohlenhydraten vorgeben. Je nach Wahl, die Sie treffen, müssen Sie auch die Lebensmittel anpassen, die Sie verzehren können. Einige Diäten sehen eine sehr geringe Anzahl an Kohlenhydraten vor, in diesem Fall fallen auch Produkte mit Vollkornmehl weg. Andere lassen hingegen einige Kohlenhydrate zu, sodass es sich empfehlen lässt, diese Kohlenhydrate in Form von

Gemüse und Vollkornprodukten zu verzehren. Achten Sie darauf, dass in den Produkten keine Geschmacksverstärker und gesättigten Fettsäuren sind. Dies ist bei herkömmlichen Backwaren häufig der Fall.

2. Hülsenfrüchte: Sie sind sehr gesund, enthalten viel Eiweiß und eine beträchtliche Menge Ballaststoffe. Doch leider gleichzeitig auch viele Kohlenhydrate. Hülsenfrüchte sollten in einer Low Carb Diät zwar vorkommen, Sie müssen jedoch sehr genau auf die Menge achten, damit Sie die erlaubte Menge an Kohlenhydraten nicht überschreiten.
3. Müsli: Es ist lecker, knusprig und lässt sich am Morgen innerhalb weniger Minuten essen. Doch herkömmliches Müsli besteht zum Einen aus Getreide, welches sehr viele Kohlenhydrate enthält und wird darüber hinaus mit süßen Früchten und Zucker versetzt. Aus diesem Grund sollten Sie Ihr Morgenmüsli unbedingt von Ihrem Ernährungsplan streichen. Es gibt jedoch gesunde Alternativen, die sich leicht herstellen lassen, lecker sind und deutlich weniger Kohlenhydrate beinhalten. Es empfiehlt sich, diese gesunden Müslisorten zuzubereiten, anstatt zu den Müslikartons aus dem Supermarktregal zu greifen.
4. Pasta: Es handelt sich hierbei um ein Getreideprodukt, welches Sie aus Ihrem Ernährungsplan streichen müssen. Das scheint auf den ersten Blick schier unmöglich, denn die italienische Küche ist auch in Mittel- und Nordeuropa sehr beliebt. Doch Sie werden schnell erkennen, dass es gute Alternativen gibt. Nudeln lassen sich problemlos auch aus Zucchini oder Möhren herstellen. Auch verschiedene Kürbissorten oder Blumenkohl können verwendet werden. Vollkornnudeln sind bei einigen Low Carb Diäten zugelassen, allerdings nur in kleinen Mengen.

5. Zucker: Es handelt sich hierbei um die zerlegte Form von Kohlenhydraten. Zucker wird im Körper sofort in den Blutkreislauf aufgenommen und sorgt dafür, dass der Blutzuckerspiegel in dramatische Höhen steigt, nur um anschließend in einem ebenso rasanten Tempo wieder abzufallen. Dies soll bei einer Low Carb Diät vermieden werden, denn Sie möchten es schaffen, Ihren Blutzuckerspiegel möglichst konstant zu halten. 100 g Zucker enthalten 100 g Kohlenhydrate, die im Körper fatale Auswirkungen haben. Dies gilt auch für andere Süßstoffe, wie beispielsweise Agavensirup oder Ahornsirup. Selbst Honig bleibt nicht verschont und sollte deshalb möglichst wenig Verwendung finden. Aus diesem Grund werden Sie in der Low Carb Ernährung Alternativen wie Xylit verwenden, die einen deutlich geringeren Anteil an Kohlenhydraten aufweisen.
6. Alkohol: Sie können durchaus Hochprozentiges trinken, wenn Sie eine Low Carb Diät anstreben. Bier enthält hingegen viele Kohlenhydrate. Und auch vor Cocktails müssen Sie sich in Acht nehmen, denn sie sind meist mit süßen Fruchtsäften oder Softdrinks angereichert. In diesen verstecken sich große Mengen an Kohlenhydraten, welche Sie unbedingt vermeiden sollten.
7. Softdrinks: Es handelt sich um Zuckerbomben, die in einer kohlenhydratarmen Ernährung nichts zu suchen haben. Selbstverständlich kann es immer sein, dass Sie bei einem besonderen Anlass ein Glas Cola trinken, doch dies sollte keinesfalls zur Gewohnheit werden. Nach einem Softdrink haben Sie zwar einen kurzen Augenblick das Gefühl, mehr Energie zu haben, doch das Tief naht, denn der Blutzuckerspiegel beginnt bereits nach einigen Minuten, in den Keller zu sinken.

8. Obst: Einige Früchte sind zwar reich an Vitaminen, enthalten jedoch auch viele Kohlenhydrate. Bananen, Datteln oder Trockenpflaumen gehören zu diesen Früchten und sollten deshalb in einer Low Carb Ernährung vermieden werden. Greifen Sie stattdessen zu Obst, welches einen hohen Wasseranteil hat.
9. Fertigprodukte: Sie sind reich an Kohlenhydraten, denn die meisten Fertigprodukte werden paniert und anschließend frittiert. Darüber hinaus können Sie nicht herausfinden, welche Einzelschritte die Produkte während ihrer Herstellung durchlaufen. Sie enthalten häufig Zusatzstoffe oder Geschmacksverstärker, welche die Haltbarkeit der Produkte verlängern, jedoch nicht gut für die Gesundheit sind. Diese Produkte sind reich an gesättigten Fettsäuren und Kohlenhydraten und sollten deshalb bei einer Low Carb Ernährung nicht in den Ernährungsplan aufgenommen werden.
10. Konserven: Es handelt sich meist um Gemüse und Früchte, die in ihrem Grundzustand durchaus gesund sind. Doch durch den Prozess der Konservierung gehen die Vitamine verloren. Darüber hinaus werden die Lebensmittel häufig mit Salz oder Zucker gewürzt. Versuchen Sie stattdessen, frische Nahrungsmittel zu verwenden und diese einzufrieren, um im Alltag Zeit zu gewinnen.

Wie fangen Sie mit Low Carb an?

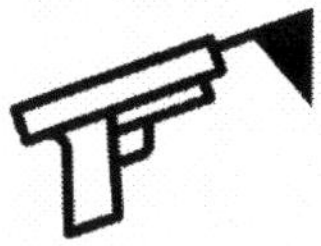

Aller Anfang ist schwer, dieses Sprichwort haben Sie nicht umsonst bereits viele Male gehört. Doch mit der richtigen Vorbereitung und Strategie sollte es Ihnen durchaus möglich sein, die Low Carb Ernährung in Ihren Alltag zu integrieren. Wie bereits erwähnt wurde, handelt es sich nicht um eine Diät, die Sie nach einem bestimmten Zeitraum wieder verwerfen. Oftmals steht bei der Low Carb Ernährung der Wunsch nach einem Gewichtsverlust im Mittelpunkt, nichtsdestotrotz sollten Sie die Ernährungsform auch nach dem Erreichen Ihrer Ziele aufrecht erhalten.

Es ist deshalb sehr wichtig, dass in Ihrem Kopf ein großes Umdenken stattfindet. Sie werden die Low Carb Ernährung nun mehrere Jahre in Ihr Leben einbinden, die Ernährungsform ist langfristig ausgelegt und viele Personen, die sie bereits eingeführt haben, können davon berichten, dass nach einem Abbruch mit einer erneuten Gewichtszunahme zu rechnen ist. Sie müssen sich deshalb im Voraus bereits darauf einstellen, dass diese Veränderung in Ihrem Leben von langer Dauer sein wird. Dies geschieht am leichtesten, wenn Sie sich von dem Gedanken des Verzichts entfernen und sich stattdessen darauf konzentrieren, was Sie alles leckeres essen dürfen. Hinzu kommt, dass es heute für viele kohlenhydratreiche Leckereien bereits gesunde Alternativen gibt. So können Sie beispielsweise auch bei einer Low Carb Ernährung durchaus mal eine Pizza genießen, der Teig wird lediglich mit kohlenhydratarmen Zutaten zubereitet.

Wenn sie den Tag damit verbringen, über all die Dinge nachzudenken, die Sie von nun an nicht mehr essen können werden, so wächst Ihr Verlangen nach diesen Lebensmitteln stetig. Dies ist äußerst kontraproduktiv, denn in Ihrem Kopf malen Sie sich aus, worauf Sie verzichten müssen und Ihr Wunsch nach dem Unerreichbaren wird immer größer. Versuchen Sie stattdessen, das Gedankenspiel umzudrehen. Pommes Frites, Pizza und Hamburger sind zwar lecker, haben jedoch keine positiven Auswirkungen auf Ihren Körper. Sie leiden an Verdauungsbeschwerden, fühlen sich energielos und können beinahe dabei zusehen, wie Ihr Hüft- und Bauchspeck wächst.

Wenn Sie sich mit guter Ernährung auseinandersetzen, dann werden Sie schnell Gerichte finden, die Ihnen genauso appetitlich erscheinen. Diese haben dabei gleichzeitig eine positive Wirkung auf Ihren Körper und Sie merken, wie Sie aus den Nahrungsmitteln neue Energie für den Tag schöpfen. Ihr Hautbild wird besser, Ihre Bauchschmerzen und Blähungen verschwinden, Sie verlieren Gewicht. Mit diesen Eigenschaften gesunder Lebensmittel kann das kurzfristige Vergnügen einer Pizza oder einer Portion Eiscreme nicht mithalten.

Setzen Sie sich im Voraus bereits klare Ziele und legen Sie sich eine Strategie zurecht. Manchen Menschen erscheint es einfacher, die neue Ernährungsform nach und nach einzuführen. Auf diese Weise geschieht kein scharfer Einschnitt, die Ernährungsgewohnheiten gleiten in die Low Carb Ernährung, ohne dass Sie eine starke Sehnsucht nach Ungesundem verspüren. Der Druck lässt nach, denn Sie können sich ab und zu noch Leckereien gönnen, ohne ein schlechtes Gewissen zu haben. Negativ an dieser Strategie kann jedoch sein, dass die Kontrolle Ihrer Fortschritte deutlich erschwert wird. Die Linien sind nicht ganz klar, sondern verschwimmen und häufig kommt es vor, dass die Ausrutscher immer öfter passieren und Sie gar nicht in eine gute Low Carb Ernährung finden. Sie haben jedoch trotzdem stets das Gefühl, die Anstrengung der Ernährungsumstellung auf sich zu nehmen. Die Erfolge sind weniger deutlich zu erkennen, was zu Frustration führen kann.

Aus diesen Gründen entscheiden sich viele dazu, einen klaren Schnitt zu machen und an einem bestimmten Datum mit der Low Carb Diät zu beginnen. Die Kontrolle der Nahrungsmittel, die Sie an einem Tag zu sich nehmen, fällt damit sehr viel leichter. Negativ kann jedoch der Druck empfunden werden, denn vor allem in der Anfangszeit kommen oft noch Gelüste nach ungesunden Leckereien auf. Sobald Sie sich an die neue Ernährungsweise gewöhnt haben, legt sich dies jedoch und Sie können sich vollkommen auf Ihre neue Ernährung einlassen.

Die Anfangszeit ist immer schwer, denn Sie müssen Ihren Körper von dem Zucker entwöhnen, den Sie bisher täglich verzehrt haben. Außerdem kennen Sie sich noch nicht so gut aus und müssen erst ein Gefühl dafür entwickeln, welche Lebensmittel sich für die Ernährung eignen und von welchen Sie die Finger lassen sollten. Aus diesem Grund erhalten Sie in diesem Buch einen Ernährungsplan für ganze vier Wochen! Auf diese Weise müssen Sie sich keine Sorge um die Planung Ihrer Mahlzeiten machen, sondern können sich stattdessen Einkaufslisten schreiben. Im Anschluss an die Einführungszeit können Sie die Rezepte aus diesem Buch durcheinander würfeln und neue kombinieren. Darüber hinaus sollten Sie nie davor zurückscheuen, Ihrer Kreativität freien Lauf zu lassen und sich an die Entwicklung eigener Rezepte zu wagen. Behalten Sie hierbei stets die Nährwerte der Lebensmittel im Blick, damit Sie nicht über die angestrebte Menge an Kohlenhydraten hinausschießen.

Es kann durchaus helfen, die Fortschritte zu dokumentieren. Auf diese Weise erkennen Sie Ihre Erfolge und können besser einschätzen, ob Sie sich auf dem richtigen Weg befinden. Ohne Dokumentation kann es leicht passieren, dass Sie den Überblick verlieren und dann besteht das Risiko, dass sich schädliche Gewohnheiten wieder in den Alltag einschleichen. Versuchen Sie, sich aktiv und bewusst mit Ihrem Essen auseinanderzusetzen. Suchen Sie nach neuen Rezepten, scheuen Sie nicht davor zurück, auch exotische Kombinationen auszuprobieren und entwickeln Sie sich stetig weiter.

Versuchen Sie, nicht zu hart mit sich ins Gericht zu gehen, wenn Sie doch einmal einen Cheat-Day eingelegt und Ihre angestrebte Menge an Kohlenhydraten aus den Augen gelassen haben. Machen Sie sich bewusst, dass jeder einzelne Tag zählt, wenn Sie heute einen schlechten Tag haben, dann haken Sie diesen Tag ab und beginnen Sie den neuen voller Elan. Nur wenn Sie kontinuierlich an Ihren Zielen festhalten und Ihre Strategie befolgen, dann können Sie auch positive Entwicklungen erkennen.

Insgesamt ist die Low Carb Ernährung jedoch eine Ernährungsform, die bereits nach kurzer Zeit deutliche Fortschritte erkennen lässt. Sie werden merken, dass Ihr Bauchfett abnimmt und Sie sich allgemein weniger aufgebläht fühlen. Diese Erkenntnisse treten bereits ein, noch bevor der richtige Gewichtsverlust auf der Waage messbar wird.

Fett verbrennen am Bauch mit Low Carb – 10 Tipps

Im Zentrum der Low Carb Ernährung stehen meist gesundheitliche Ziele. Viele Menschen möchten es schaffen, mit dieser Ernährungsform eine Diabeteserkrankung zu vermeiden und den allgemeinen Gesundheitszustand zu verbessern. Hierzu gehört jedoch auch ein Gewichtsverlust, denn in der heutigen Zeit des Überflusses haben viele Menschen mit Übergewicht zu kämpfen.

Vor Jahrtausenden, als die Menschen Jäger und Sammler waren, kam es häufig zu Zeitabschnitten des Überflusses, dann nämlich, wenn ein großes Wild erjagt worden war. Doch diese Zustände hielten dann nicht lange an und wurden meist von Zeiten des Nahrungsmangels überschattet. Bis vor einigen Jahrzehnten war dies nicht anders. Bevor der Kühlschrank, der elektrische Herd und die Tiefkühlanlagen erfunden wurden, war das Leben der Menschen von den Jahreszeiten geprägt. Im Herbst konnten dann gute Ernten gefeiert werden, diese mussten jedoch rationiert werden, sodass sie ein ganzes Jahr über hielten, bis die neue Ernte anstand.

Heute ist das anders, wir können in den Supermarkt gehen und werden dort erschlagen von dem Angebot an Nahrungsmitteln. Es ist verständlich, dass es überaus schwer fällt, diesem Angebot standzuhalten und sich für gesunde Lebensmittel zu entscheiden. Die Folge ist unter anderem, dass immer mehr Menschen mit Übergewicht zu kämpfen haben. Besonders hartnäckig ist der Speck, der sich am Bauch, an den Hüften und am Gesäß ansetzt. Doch mit den Tipps, die Ihnen in diesem Kapitel ans Herz gelegt werden, sollte Ihnen der Gewichtsverlust deutlich einfacher fallen.

1. Trinken Sie ausreichend: Gerade wenn Sie auf bestimmte Lebensmittel verzichten, ist es umso wichtiger, dass Sie genügend Flüssigkeit zu sich nehmen. Halten Sie sich an kalorienarme Getränke wie Wasser, frisch gebrühte Tees und Wasser, in welchem frische Früchte schwimmen. Ihr Körper benötigt die Flüssigkeit, um die Schadstoffe aus Ihren Zellen zu schwemmen und aus Ihrem Organismus zu transportieren.
2. Achten Sie auf einen gesunden Schlaf: Müdigkeit und zu wenig Schlaf sorgen dafür, dass Sie sich über den Tag hinweg energielos und unausgeglichen fühlen. Dann fällt es schwerer, einem Schokoriegel oder einer anderen zuckerhaltigen Versuchung zu widerstehen, denn Sie haben das Gefühl, diese Kalorien dringend zu benötigen, um über den Tag zu kommen. Wenn Sie schlafen, dann kann sich Ihr Körper auf die Fettverbrennung konzentrieren und Sie nehmen automatisch auch Bauchfett ab.
3. Motivieren Sie sich und Ihre Freunde: Wenn Sie Menschen, denen Sie vertrauen, mit ins Boot holen, dann formen Sie ein starkes Team, das sich gemeinsam für Ihre Ziele einsetzt. Sie können Rezepte zusammensuchen, austauschen und gemeinsam ausprobieren.
4. Finden Sie das Gleichgewicht zwischen Motivation und Disziplin: Ihre Motivation wird an einigen Tagen stärker sein als an anderen, es handelt sich dabei um einen ganz normalen Prozess. Ihre Disziplin muss hingegen eine Konstante sein, an der Sie kontinuierlich

festhalten. An Tagen, an denen Ihre Motivation nachlässt, greift dann Ihre Disziplin ein, bis die Motivation wieder steigt.

5. Trinken Sie am Morgen heißes Wasser mit Zitrone: Das Wasser hilft Ihrem Körper dabei, zu entschlacken und stellt Ihren Magen auf die Mahlzeiten des Tages ein. Die Zitrone hilft dabei, Ihren Stoffwechsel anzuregen, sodass Sie mehr Kalorien verbrennen und dementsprechend auch Ihren hartnäckigen Bauchspeck loswerden können.
6. Verzehren Sie gesunde Kohlenhydrate: Sie müssen die Kohlenhydratzufuhr nicht immer vollkommen herunterfahren, doch steigen Sie auf gesunde, komplexe Kohlenhydrate um, die im Körper langsam gespalten und aufgenommen werden. Sie versorgen Ihren Organismus mit notwendiger Energie, ohne Ihren Blutzuckerspiegel zu stark in die Höhe steigen zu lassen.
7. Bauen Sie ausreichend Sporteinheiten in Ihren Alltag ein: Versuchen Sie nach Möglichkeit, verschiedene Sportarten zu kombinieren. Auf diese Weise vermeiden Sie eine Überstrapazierung Ihres Körpers und trainieren unterschiedliche Muskelgruppen. High Intensity Intervall Training kann Ihnen dabei helfen, innerhalb kurzer Zeit den Stoffwechsel anzukurbeln, sodass Sie vor allem Bauchfett verbrennen.
8. Essen Sie nicht zu spät am Abend: Das Abendessen ist nach einem anstrengenden Arbeitstag zwar eine große Verlockung, doch versuchen Sie, es möglichst leicht zu halten. Auf diese Weise kann Ihr Körper abends früh mit der Verdauung fertig werden und dazu übergehen, Fett zu verbrennen, welches sich in unterschiedlichen Körperzellen gespeichert hat.
9. Meal-Prep für schnellere Essenszubereitung im Alltag: Versuchen Sie, auf Fertigprodukte und Konserven zu verzichten und gehen

Sie stattdessen dazu über, Ihre Lebensmittel vorzubereiten und beispielsweise einzufrieren. So müssen Sie sie nur noch auftauen und sparen sich im arbeitsreichen Alltag eine Menge Zeit.

10. Essen Sie ausreichend: Viele Personen machen den Fehler, während einer Low Carb Diät zu wenig zu essen. Selbstverständlich müssen Sie auf Ihre Gesundheit achten und die Größe Ihrer Mahlzeiten im Blick haben. Doch wenn Sie Ihre Kalorienzufuhr zu stark reduzieren, dann verfällt Ihr Körper in einen Hungerstoffwechsel. Er fährt alle Körperfunktionen, bis auf die absolut notwendigen zurück und Sie verbrennen deutlich weniger Kalorien. Auf diese Weise kann selbstverständlich auch das Bauchfett nicht angegriffen werden.

Mit diesen Tipps sollten Sie bereits nach wenigen Wochen deutliche Fortschritte erkennen können. Auch wenn Sie sich am Anfang oft an die einzelnen Tricks erinnern müssen, gehen Ihnen diese mit der Zeit in Fleisch und Blut über. Es fällt Ihnen dann deutlich leichter, die gesunden Gewohnheiten im Alltag umzusetzen, konstant zu bleiben und schlechte Verhaltensmuster nicht mehr zuzulassen.

GRUNDREZEPTE

FRÜHSTÜCK

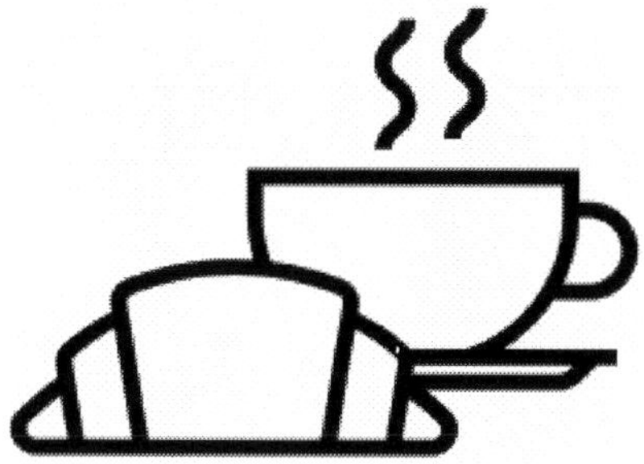

LOW CARB PORRDIGE MIT BEEREN

Portionen: 2 | Zubereitungszeit: 12 Min

Nährwertangaben pro Portion: 20 g Kohlenhydrate | 24 g Fett | 15 g Eiweiß | 405 kcal

Zutaten:

- 20 g Haferflocken
- 400 ml Sojamilch
- 40 g Leinsamen
- 50 g Walnüsse
- 100 g Himbeeren
- 100 g Blaubeeren
- 1 Messerspitze Zimt
- 1 TL Honig

Zubereitung:

1. Die Leinsamen schroten und die Walnüsse hacken. Dann gemeinsam mit den Haferflocken in einem kleinen Topf in Sojamilch zum Kochen bringen.
2. Mit Honig und einer Prise Salz, sowie dem Zimt würzen und gut verrühren.
3. Nach wenigen Minuten in zwei kleine Schalen füllen und mit den Beeren garnieren.
4. Guten Appetit!

SPIEGELEI MIT MEDITERRANEM GEMÜSE

Portionen: 2 | Zubereitungszeit: 18 Min

Nährwertangaben pro Portion: 17 g Kohlenhydrate | 19 g Fett | 20 g Eiweiß | 350 kcal

Zutaten:

- 4 Eier
- ½ Paprika
- 350 g grüne Bohnen
- 1 kleine Zwiebel
- 4 Cherrytomaten
- 1 Knoblauchzehe
- 2 EL Olivenöl
- 2 Zweige Thymian
- Salz und Pfeffer

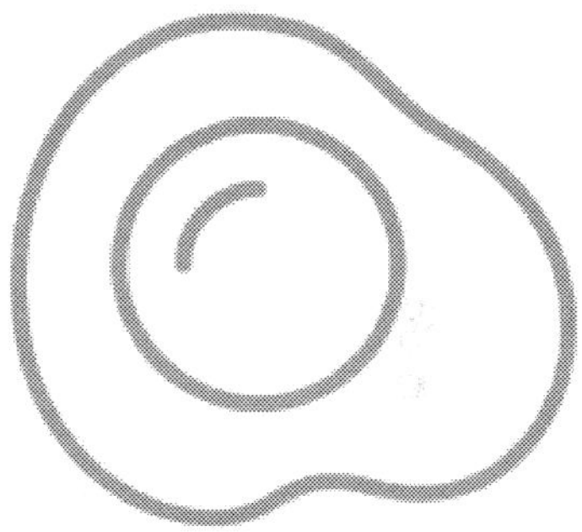

Zubereitung:

1. Die Bohnen waschen, die Zwiebel schälen, ebenso die Knoblauchzehe. Die Zwiebel würfeln und die Knoblauchzehe mit einer Gabel zerdrücken. Die Paprika in Würfel schneiden.
2. Die Cherrytomaten waschen, halbieren und in einer kleinen Schale beiseite stellen.
3. Die Bohnen in einem Topf mit Salzwasser etwa 4 Minuten kochen lassen, dann das Wasser abgießen.
4. Eine große beschichtete Pfanne auf den Herd stellen und das Olivenöl hineingeben.
5. Die Zwiebel kurz andünsten, dann die Paprika, den Thymian und die Knoblauchzehe hinzugeben und einige Minuten stetig wenden.
6. Die Bohnen in die Pfanne füllen, ebenso die Cherrytomaten.
7. Dann vier Löcher in das Gemüse machen und die Eier vorsichtig hineingleiten lassen.
8. Die Pfanne mit dem Deckel schließen und bei niedriger Stufe etwa 4 Minuten braten lassen.
9. Gleichmäßig auf zwei Teller servieren und die Thymianstängel entfernen.
10. Guten Appetit!

LOW CARB PFANNKUCHEN MIT FRISCHEN FRÜCHTEN

Portionen: 2 | Zubereitungszeit: 22 Min

Nährwertangaben pro Portion: 24 g Kohlenhydrate | 10 g Fett | 20 g Eiweiß | 300 kcal

Zutaten:

- 50 g Dinkelmehl
- 50 g Joghurt
- 50 g Mandelmehl
- 1 Ei
- 15 g Kokosmehl
- 1 Prise Salz
- 130 ml Wasser
- 70 g Waldbeeren
- 1 EL geschmolzene Schokolade

Zubereitung:

1. Die verschiedenen Mehle mit dem Ei in einen Mixbecher geben und verrühren. Dann das Wasser hinzugeben und stetig weiterrühren, damit sich keine Klumpen bilden.
2. Mit einer Prise Salz würzen und in einer kleinen beschichteten Pfanne die Pfannkuchen backen.
3. In der Zwischenzeit den Joghurt mit der Beerenmischung verrühren und beiseite stellen.
4. Die Pfannkuchen mit Beeren und Joghurt bestreichen, einrollen und auf zwei Tellern servieren.
5. Guten Appetit!

FRUCHTIGER FRÜHSTÜCKS OBSTSALAT

Portionen: 2 | Zubereitungszeit: 15 Min

Nährwertangaben pro Portion: 37 g Kohlenhydrate | 0 g Fett | 4 g Eiweiß | 175 kcal

Zutaten:

- 40 ml Orangensaft
- 60 g Erdbeeren
- 10 Aprikosen
- 100 g Honigmelone
- 1 Apfel

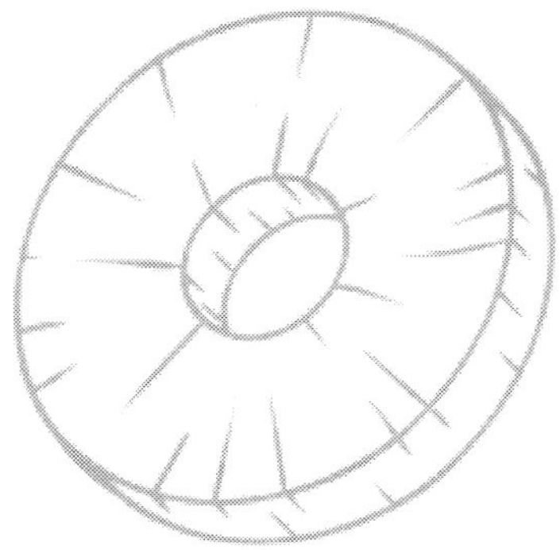

Zubereitung:

1. Die Früchte waschen, die Kerne der Aprikosen entfernen, das Kerngehäuse des Apfels entfernen und anschließend alle Früchte in kleine Würfel schneiden.
2. Mit dem Orangensaft begießen und etwa 5 Minuten ziehen lassen.
3. In zwei kleinen Schalen servieren und bei Bedarf etwas Naturjoghurt hinzugeben.
4. Guten Appetit!

BROT MIT FRISCHKÄSE UND AVOCADO

Portionen: 2 | Zubereitungszeit: 5 Min

Nährwertangaben pro Portion: 12 g Kohlenhydrate | 85 g Fett | 35 g Eiweiß | 970 kcal

Zutaten:

- 1 Avocado
- 5 Cherrytomaten
- 1 TL Limettensaft
- 100 g Frischkäse
- 4 Scheiben Walnunssbrot oder Low Carb Brot
- 1 Mozzarella
- 1 Prise Thymian, getrocknet
- Salz und Pfeffer

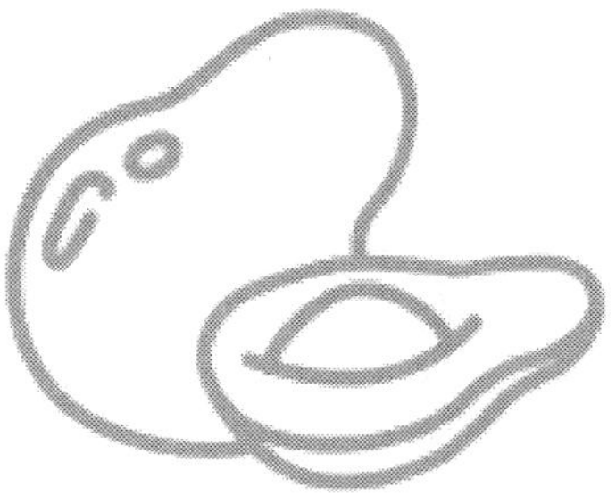

Zubereitung:

1. Die Avocado entsteinen, die Schale entfernen und die Avocadohälften in Scheiben schneiden.
2. Den Mozzarella aus der Verpackung nehmen, das Wasser abtropfen lassen und den Käse ebenfalls in Scheiben schneiden.
3. Die Tomaten waschen und halbieren.
4. Die Brote auf zwei Teller legen und mit Frischkäse bestreichen.
5. Dann die Scheiben Avocado und Mozzarella darauf verteilen und abschließend die Tomatenhälften auf die Brote legen.
6. Mit Salz, Pfeffer und Thymian würzen.
7. Guten Appetit!

BACON MIT SPIEGELEI

Portionen: 2 | Zubereitungszeit: 15 Min

Nährwertangaben pro Portion: 2 g Kohlenhydrate | 50 g Fett | 20 g Eiweiß | 540 kcal

Zutaten:

- 2 handvoll Rauke
- 2 EL Olivenöl
- 1 Avocado
- 4 Eier
- 8 Scheiben Bacon
- Salz und Pfeffer

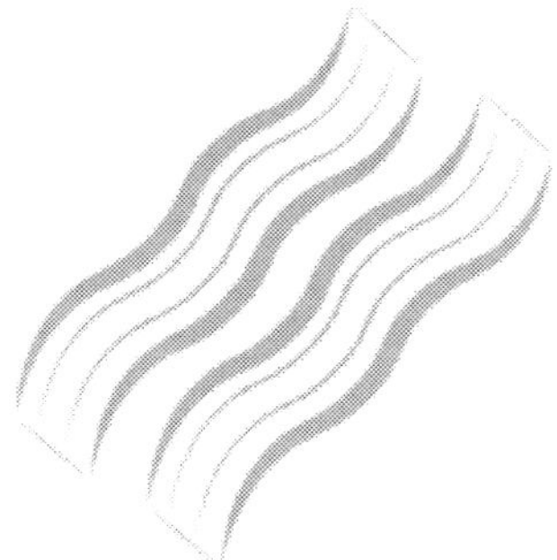

Zubereitung:

1. Die Rauke waschen und in einer mittelgroßen Schale mit etwas Olivenöl, Pfeffer und Salz mischen.
2. Den Bacon in einer beschichteten Pfanne bei mittlerer Hitze braten, bis er knusprig ist. Dann den Speck aus der Pfanne nehmen und zum Abtropfen auf einen Teller mit Küchenpapier legen.
3. Die Eier in die Pfanne schlagen und einige Minuten braten lassen.
4. Eier und Speck auf zwei Teller verteilen und mit frischer Rauke kombinieren.
5. Guten Appetit!

OMELETT MIT MEDITERRANEM GEMÜSE

Portionen: 2 | Zubereitungszeit: 20 Min

Nährwertangaben pro Portion: 15 g Kohlenhydrate | 62 g Fett | 24 g Eiweiß | 770 kcal

Zutaten:

- 6 Eier
- 100 g Avocado
- 2 EL Milch
- ½ kleine Zwiebel
- 1 EL Olivenöl
- 6 Cherrytomaten
- 60 g Erbsen
- 1 Knoblauchzehe
- ¼ Paprika
- 2 Stängel Petersilie
- Salz und Pfeffer

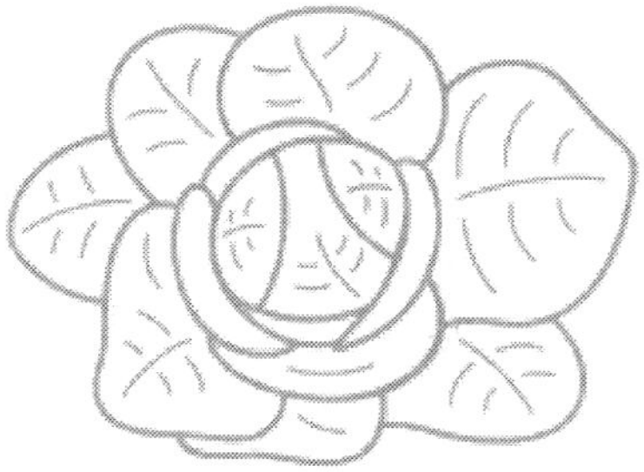

Zubereitung:

1. Die Zwiebel in kleine Würfel schneiden, die Knoblauchzehe mit einer Gabel zerdrücken.
2. Dann gemeinsam mit der Hälfte des Öls, den Erbsen und kleinen Paprikawürfeln in eine beschichtete Pfanne füllen und einige Minuten dünsten.
3. In der Zwischenzeit die Eier in eine Schale schlagen und dort mit der Milch und etwas Pfeffer verquirlen.
4. Die Hälfte des Gemüses aus der Pfanne auf einen Teller füllen, die andere Hälfte gleichmäßig verteilen.
5. Die Hälfte des verquirlten Eis in die Pfanne gießen und nach einigen Minuten wenden.
5. Dann auf einen Teller legen und die andere Hälfte von Ei und Gemüse ebenso zu einem Omelett braten.
6. In der Zwischenzeit die Avocado entsteinen und in Scheiben schneiden. Die Cherrytomaten waschen, in Scheiben schneiden und auf einem Teller bereitlegen.
7. Die Omeletts mit Avocado und Tomate belegen und abschließend mit etwas gehackter Petersilie, sowie Pfeffer bestreuen.
8. Guten Appetit!

MITTAG

HÄHNCHENFILET MIT BOHNEN

Portionen: 2 | Zubereitungszeit: 23 Min

Nährwertangaben pro Portion: 5 g Kohlenhydrate | 20 g Fett | 45 g Eiweiß | 415 kcal

Zutaten:

- 400 g grüne Bohnen
- 3 Zweige Thymian
- 2 Hähnchenfilets à 150 g
- 2 EL Olivenöl
- Salz und Pfeffer

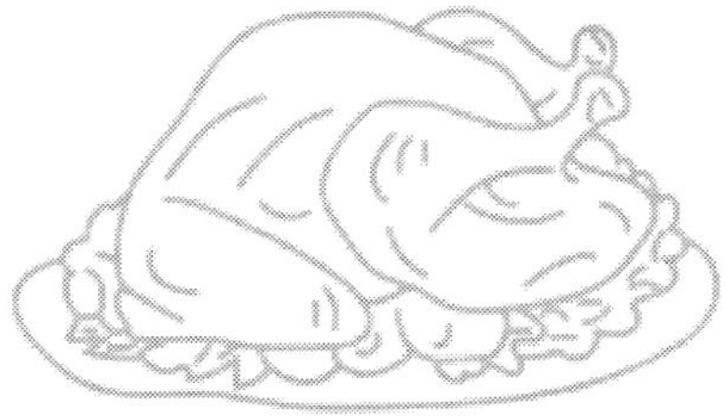

Zubereitung:

1. Die Bohnen kurz unter kaltem Wasser waschen, die Enden entfernen und sie anschließend in einem Topf in kochendem Salzwasser etwa 10 Minuten kochen lassen.
2. In der Zwischenzeit das Fleisch säubern, leicht salzen und in einer beschichteten Pfanne in Öl und Thymian braten, bis es beidseitig goldbraun ist und vollkommen gar.
3. Aus der Pfanne nehmen und mit den Bohnen servieren. Bei Bedarf mit Pfeffer würzen.
4. Guten Appetit!

SALAT MIT RINDFLEISCHSTREIFEN

Portionen: 2 | Zubereitungszeit: 25 Min

Nährwertangaben pro Portion: 8 g Kohlenhydrate | 35 g Fett | 45 g Eiweiß | 365 kcal

Zutaten:

- 2 kleine Möhren
- 6 handvoll Blattsalat
- 3 Zweige Thymian
- 5 Radieschen
- 8 Cherrytomaten
- 3 EL Olivenöl
- 1 EL Balsamico Essig
- 300 g Rinderfilet
- Salz und Pfeffer

Zubereitung:

1. Das Fleisch waschen, abtupfen und in einer Pfanne in etwas Olivenöl und dem Thymian braten, bis der gewünschte Gargrad erreicht ist.
2. Währenddessen die Salatblätter waschen, trockenschütteln und in eine Salatschüssel legen. Die Möhren und die Radieschen in feine Scheiben schneiden.
3. Die Tomaten waschen und halbieren und das Gemüse gemeinsam in eine Schüssel füllen.
4. Olivenöl, Essig, Salz und Pfeffer dazugeben und alles gründlich vermischen.
5. Das Rindfleisch aus der Pfanne nehmen und in Streifen schneiden.
6. Den Salat auf zwei Teller verteilen und das Fleisch vorsichtig darauflegen.
7. Guten Appetit!

GESCHMORTES, BUNTES GEMÜSE

Portionen: 2 | Zubereitungszeit: 25 Min

Nährwertangaben pro Portion: 10 g Kohlenhydrate | 8 g Fett | 3 g Eiweiß | 170 kcal

Zutaten:

- 1 kleine Zwiebel
- ½ Paprika, grün
- ½ Paprika, rot
- 1 Aubergine
- 350 ml Gemüsebrühe
- 1 kleine Chilischote
- 3 Zweige Basilikum
- 3 Zweige Thymian
- 2 EL Olivenöl
- 1 EL Tomatenmark
- 1 Knoblauchzehe
- 4 Cherrytomaten
- Salz und Pfeffer

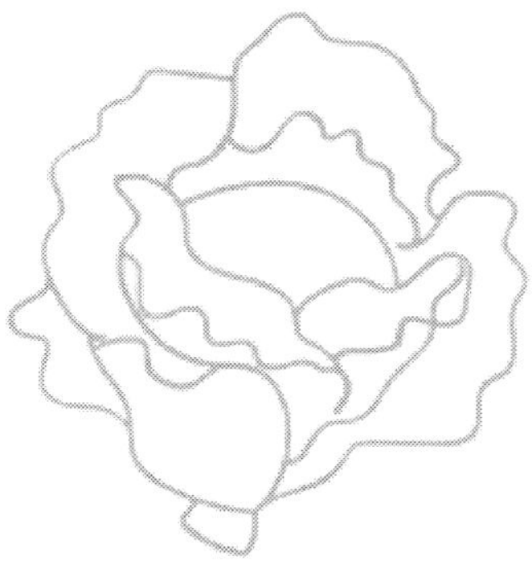

Zubereitung:

1. Die Aubergine, die Paprika und die Zwiebel in kleine Würfel schneiden und gemeinsam einige Minuten in einer Pfanne mit etwas Olivenöl dünsten.
2. Die Knoblauchzehe schälen und mit einer Gabel ordentlich zerdrücken, die Chilischote in feine Ringe schneiden und dann gemeinsam mit dem Thymian in die Pfanne zu den anderen Zutaten geben.
3. Mit der Brühe ablöschen, das Tomatenmark einrühren und alles einige Minuten durchkochen lassen.
4. Mit Salz und Pfeffer würzen, dann die Tomaten halbieren und in der Pfanne einige Minuten einkochen lassen.
5. Auf zwei Teller füllen und mit frischem Basilikum servieren.
6. Guten Appetit!

BLUMENKOHLPUFFER MIT TOMATENSALAT

Portionen: 2 | Zubereitungszeit: 30 Min

Nährwertangaben pro Portion: 8 g Kohlenhydrate | 27 g Fett | 20 g Eiweiß | 393 kcal

Zutaten:

- 100 g Gouda, gerieben
- 1 Ei
- 500 g Blumenkohl
- 2 Zweige Thymian
- 4 Blätter Basilikum
- 2 Tomaten
- 1 Prise Muskatnuss
- Salz und Pfeffer

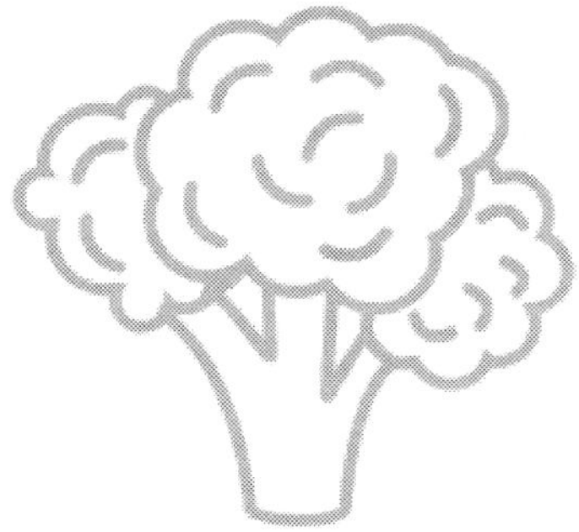

Zubereitung:

1. Den Blumenkohl waschen und anschließend mit einer Reibe zu kleinen Körnern verarbeiten.
2. In einer Schüssel mit dem Käse und dem Ei vermischen, mit etwas Salz, frischem Thymian, Pfeffer und Muskatnuss würzen, dann zu einem Teig verkneten.
3. Gleichgroße Fladen formen, etwas Öl in einer Pfanne erhitzen und die Puffer darin beidseitig goldgelb braten.
4. Währenddessen die Tomaten waschen, schneiden und mit Basilikum und Olivenöl anrichten.
5. Tomatensalat und Blumenkohlpuffer auf zwei Tellern anrichten und genießen.
6. Guten Appetit!

TOMATENSUPPE MIT FLEISCHBÄLLCHEN

Portionen: 2 | Zubereitungszeit: 50 Min

Nährwertangaben pro Portion: 10 g Kohlenhydrate | 15 g Fett | 20 g Eiweiß | 310 kcal

Zutaten:

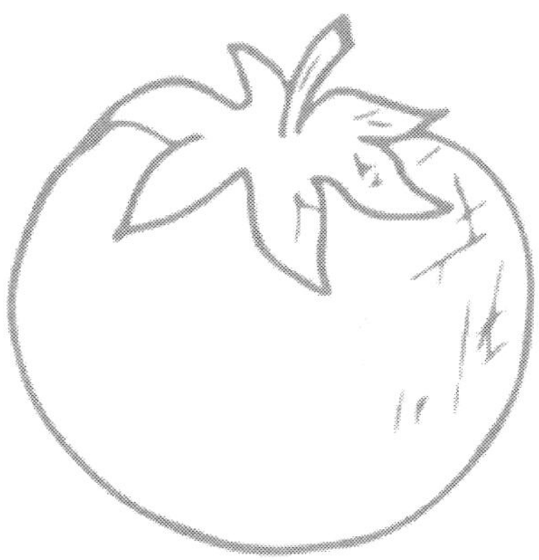

- 200 g passierte Tomaten
- 200 g frische Bratwurst
- 1 kleine Chilischote
- 1 kleine Zwiebel
- 150 g stückige Tomaten
- 1 Knoblauchzehe
- 1 TL Olivenöl
- 1 Zweig Basilikum
- 1 TL Naturjoghurt
- 2 Zweige Thymian
- 30 g Sellerie, Stange
- 1 Tomate
- 100 ml Gemüsebrühe
- Salz und Pfeffer

Zubereitung:

1. Die Tomate waschen, in Würfel schneiden und mit dem Knoblauch, sowie der Zwiebel und der Selleriestange ebenso verfahren.
2. In einem Topf in etwas Olivenöl einige Minuten dünsten, dann den Thymian unterrühren und mit den passierten Tomaten, der Gemüsebrühe und den stückigen Tomaten ablöschen.
3. Die Chilischote in feine Ringe schneiden und in die Suppe geben.
4. Etwa 10 Minuten durchkochen lassen, dann vom Herd nehmen und mit einem Pürierstab zu einer cremigen Suppe pürieren.
5. Die Bratwurst aus der Hülle in die Suppe drücken, sodass kleine Bällchen entstehen.
6. Etwa 10 Minuten ziehen lassen, bis die Fleischbällchen gar sind, dann mit Pfeffer und Salz abschmecken und den Joghurt in die Suppe rühren.
7. Zu Low Carb Brot servieren und mit frischem Basilikum garnieren.
8. Guten Appetit!

KÖSTLICHER ZUCCHINI AUFLAUF

Portionen: 2 | Zubereitungszeit: 50 Min

Nährwertangaben pro Portion: 25 g Kohlenhydrate | 40 g Fett | 20 g Eiweiß | 580 kcal

Zutaten:

- 2 Frühlingszwiebeln
- 300 g Zucchini
- 1 TL Dinkelmehl
- 1 Knoblauchzehe
- 150 g Mozzarella
- 2 Zweige Petersilie
- 1 kleine Süßkartoffel
- 2 EL Sahne
- 200 ml Milch
- 1 EL Olivenöl
- Salz und Pfeffer

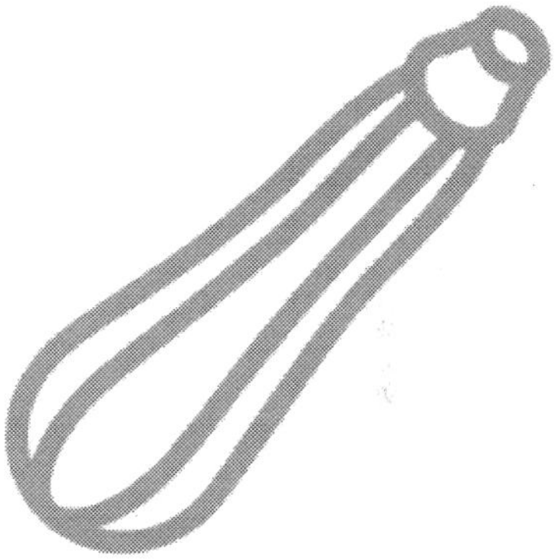

Zubereitung:

1. Die Süßkartoffel schälen und in feine Scheiben schneiden. Die Zucchini waschen und anschließend ebenso in Scheiben schneiden.
2. Den Knoblauch in Würfel schneiden und die Zwiebel in feine Ringe. Das Olivenöl in einem kleinen Topf erhitzen, das Mehl hinzugeben und nach einigen Sekunden unter ständigem Rühren die Milch hinzugeben.
3. Gemeinsam mit der Sahne aufkochen lassen, dann mit Salz und Pfeffer würzen.
4. Die Süßkartoffel und die Zucchini in einer Auflaufform aufschichten, Knoblauch und Zwiebel hineinstreuen und anschließend die Soße darüber verteilen.
5. Den Käse reiben und gleichmäßig über den Auflauf streuen.
6. Die Form in den Ofen schieben und bei 180 Grad Celsius etwa 30 Minuten backen.
7. Mit einer Gabel testen, ob Zucchini und Süßkartoffel gar sind.
8. Guten Appetit!

FRISCHER SALAT MIT MANGO UND MANDELN

Portionen: 2 | Zubereitungszeit: 10 Min

Nährwertangaben pro Portion: 22 g Kohlenhydrate | 5 g Fett | 7 g Eiweiß | 240 kcal

Zutaten:

- 250 g Mango
- 2 EL Wasser
- 100 g Blattspinat
- 172 kleine Zwiebel
- ½ Paprika, rot
- 1 EL Essig
- 2 EL Mandeln
- 1 EL Limettensaft
- 1 TL Honig
- 1 TL Olivenöl
- 1 Messerspitze Chiliflocken
- 2 Zweige Korianderblätter
- Salz und Pfeffer

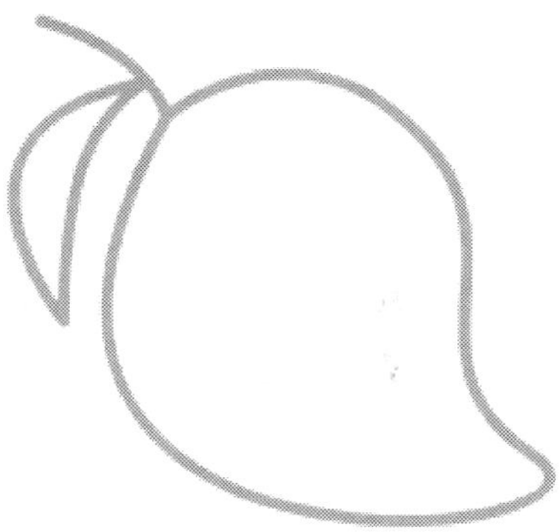

Zubereitung:

1. Die Chiliflocken gemeinsam mit 100 g Mango, Essig, Limettensaft und Honig in einen Mixbecher geben und zu einem cremigen Dressing pürieren.
2. Die Paprika in kleine Würfel schneiden, die Zwiebel ebenso.
3. Den Spinat waschen und ausgiebig schütteln. Dann in eine große Schüssel füllen.
4. Die Mango in Würfel oder Streifen schneiden und zu dem Spinat geben, die Paprika und die Zwiebel darüberstreuen und das Dressing über den Salat gießen.
5. Die Mandeln hacken und in einer kleinen Pfanne rösten, sodass sie aromatischer werden.
6. Den Koriander waschen und schütteln, den Salat in zwei Schalen füllen und mit Koriander, sowie gehackten Nüssen bestreuen.
7. Guten Appetit!

ABEND

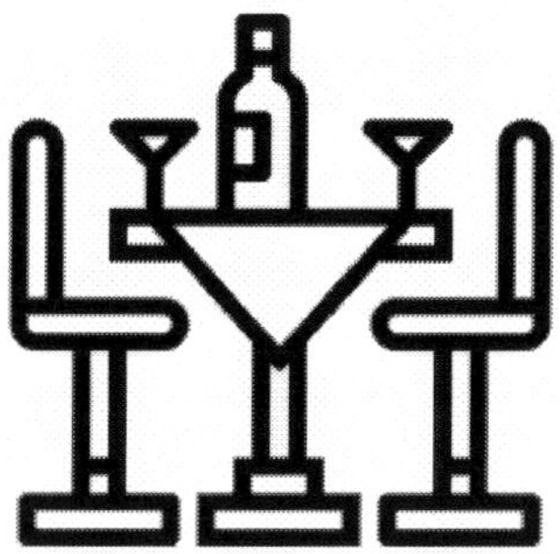

BROT MIT FORELLE

Portionen: 2 | Zubereitungszeit: 5 Min

Nährwertangaben pro Portion: 30 g Kohlenhydrate | 50 g Fett | 30 g Eiweiß | 743 kcal

Zutaten:

- 2 Eier
- 30 g Butter
- 4 Cherrytomaten
- 4 Scheiben Low Carb Brot nach Wahl
- 120 g geräucherte Forelle
- 2 handvoll Rauke
- Pfeffer und Salz

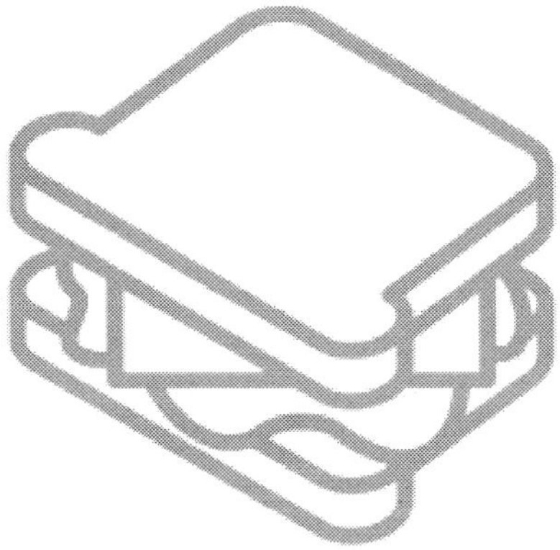

Zubereitung:

1. Die Eier in einem kleinen Topf in Wasser hartkochen, abschrecken, pellen und in Scheiben schneiden.
2. Die Tomaten waschen und halbieren.
3. Die Brotscheiben mit Butter bestreichen und etwas Rauke auf jede Scheibe legen.
4. Mit Fisch, Tomaten und Ei belegen und abschließend mit etwas Pfeffer und Salz würzen.
5. Guten Appetit!

SALAT MIT ROTKOHL UND APFEL

Portionen: 2 | Zubereitungszeit: 12 Min

Nährwertangaben pro Portion: 15 g Kohlenhydrate | 20 g Fett | 3 g Eiweiß | 275 kcal

Zutaten:

- ½ kleine Zwiebel
- 200 g Rotkohl
- 5 Radieschen
- 50 g Apfel
- 2 Zweige Koriander
- 2 EL Olivenöl
- 1 TL Sesamkörner
- 1 Spritzer Limettensaft
- Salz und Pfeffer

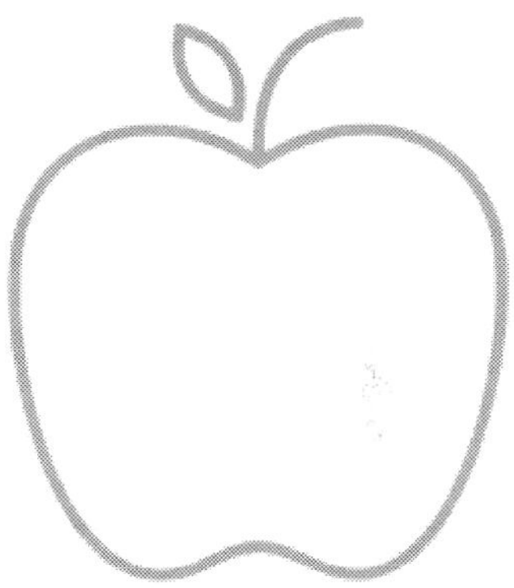

Zubereitung:

1. Den Rotkohl waschen und mit einem Hobel zu feinen Streifen hobeln.
2. Die Radieschen waschen und danach in feine Scheiben schneiden. Den Apfel ebenfalls waschen, das Kerngehäuse entfernen und den Apfel in feine Spalten schneiden.
3. Den Apfel mit etwas Öl und Limettensaft in einer Schüssel vermischen und einige Minuten ziehen lassen.
4. Mit Salz und Pfeffer würzen und erneut gut verrühren.
5. Dann auf zwei Teller verteilen und mit Apfelscheiben, sowie Radieschen belegen.
6. Die Blätter von den Korianderzweigen zupfen und grob hacken.
7. Den Salat mit Sesam und Koriander bestreuen, bei Bedarf etwas mehr Limettensaft hinzufügen.
8. Guten Appetit!

SALAT MIT MÖHREN UND BROKKOLI

Portionen: 2 | Zubereitungszeit: 20 Min

Nährwertangaben pro Portion: 18 g Kohlenhydrate | 12 g Fett | 12 g Eiweiß | 235 kcal

Zutaten:

- 400 g Brokkoli
- 1 Tomate
- 1 EL Sojasoße
- 1 TL Sesamkörner
- 2 Möhren
- 1 Prise Chiliflocken
- 1 EL Sesamöl
- 1 TL Honig

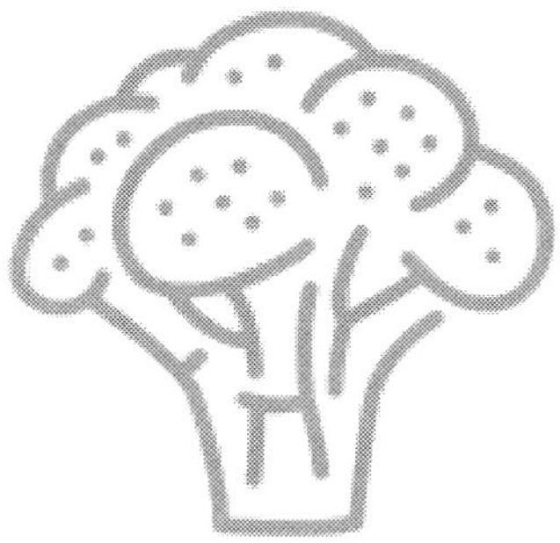

Zubereitung:

1. Den Brokkoli in kleine Röschen zerteilen und anschließend einige Minuten in Salzwasser kochen.
2. In der Zwischenzeit die Möhren waschen, schälen und grob raspeln.
3. Die Tomate waschen und in Würfel schneiden.
4. Den Brokkoli aus dem Topf nehmen und in Sojasoße, sowie Sesamöl schwenken. Dann mit den Tomatenwürfeln und der Möhre vermischen.
5. Vorsichtig vorgehen, sodass der Brokkoli nicht zerfällt.
6. In zwei Schalen füllen und mit Sesam, sowie Chiliflocken nach Bedarf bestreuen.
7. Guten Appetit!

MEDITERRANER SALAT MIT MANGOLD

Portionen: 2 | Zubereitungszeit: 12 Min

Nährwertangaben pro Portion: 12 g Kohlenhydrate | 50 g Fett | 18 g Eiweiß | 570 kcal

Zutaten:

- 2 handvoll Rauke
- 2 handvoll Mangold, klein
- 100 g getrocknete Tomaten
- 100 g Fetakäse
- 2 handvoll Spinat
- 14 Oliven
- 1 EL Olivenöl
- 1 EL heller Balsamico
- Salz und Pfeffer

Zubereitung:

1. Spinat, Rauke und Mangold waschen und anschließend gründlich schütteln, sodass das Wasser abtropfen kann.
2. Die getrockneten Tomaten ebenfalls abtropfen lassen, dann auf einem Brett in feine Streifen schneiden.
3. Den Käse aus der Verpackung nehmen und in Würfel schneiden.
4. Den Essig und das Öl gemeinsam mit etwas Pfeffer und Salz zu einem Dressing verrühren.
5. Mangold, Rauke und Spinat in einer großen Schüssel mit dem Dressing begießen und gründlich umrühren. Vorsichtig vorgehen, damit das Blattgemüse nicht zusammenfällt.
6. In zwei Schalen füllen und mit getrockneter Tomate, Oliven und Käsewürfeln bestreuen.
7. Guten Appetit!

ÜBERBACKENE CHAMPIGNONS

Portionen: 2 | Zubereitungszeit: 20 Min

Nährwertangaben pro Portion: 3 g Kohlenhydrate | 45 g Fett | 35 g Eiweiß | 612 kcal

Zutaten:

- 500 g Champignons
- 130 g Parmesan
- 1 Knoblauchzehe
- 140 g Frischkäse
- 2 Frühlingszwiebeln
- 1 Zweig Petersilie
- 1 Spritzer Zitrone
- 1 EL Olivenöl
- 1 Messerspitze Chiliflocken
- Salz und Pfeffer

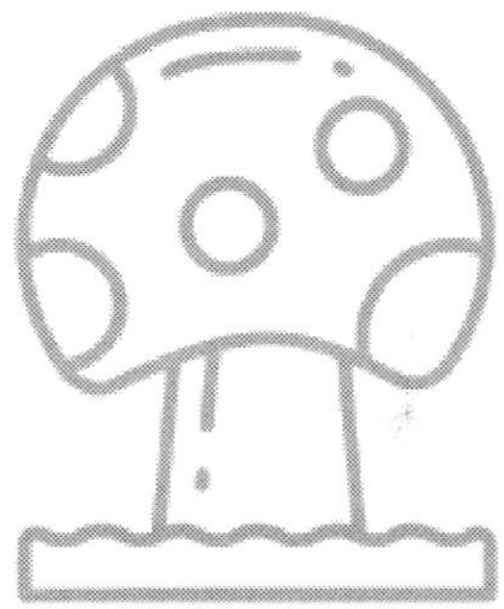

Zubereitung:

1. Die Champignons säubern und die Stängel entfernen.
2. Die Frühlingszwiebel in feine Ringe schneiden, den Knoblauch mit einem Messer grob hacken.
3. Die Petersilie waschen, trockenschütteln und dann fein hacken.
4. Den Frischkäse in einer Schale mit dem Knoblauch, der Hälfte der Frühlingszwiebeln, etwas Zitronensaft, den Chiliflocken, sowie etwas Salz und Pfeffer verrühren.
5. Den Ofen auf 180 Grad Celsius vorheizen und ein Backblech mit etwas Olivenöl bestreichen.
6. Die Champignons mit der Frischkäsemischung füllen und mit der Unterseite nach oben auf das Backblech legen.
7. Den Käse reiben und über die Champignons streuen, anschließend etwa 15 Minuten im Ofen backen, bis der Käse schmilzt und goldgelb wird.
8. Zum Servieren mit dem Rest der Frühlingszwiebeln bestreuen.
9. Guten Appetit!

HÄHNCHENSALAT NACH ASIATISCHER ART

Portionen: 2 | Zubereitungszeit: 35 Min

Nährwertangaben pro Portion: 30 g Kohlenhydrate | 17 g Fett | 40 g Eiweiß | 465 kcal

Zutaten:

- 300 g Hähnchenfilet
- 100 g Gurke
- 1 Möhre
- 40 g Reisnudeln
- 1 Knoblauchzehe
- 1 kleine Paprika, rot
- 1 Chilischote
- 1 EL Cashewkerne
- ½ kleine Zwiebel
- 200 ml Gemüsebrühe
- 1 EL Limettensaft
- 1 EL Sesamöl
- 50 ml Teriyaki Soße
- 2 Stängel Koriander
- Salz

Zubereitung:

1. Das Hähnchenfleisch in einer beschichteten Pfanne in etwas Öl braten, bis es beidseitig goldgelb ist und vollkommen gar.
2. In der Zwischenzeit die Nudeln nach Packungsanleitung zubereiten und das Gemüse vorbereiten.
3. Dafür die Möhre schälen und in grobe Stifte raspeln, die Gurke schälen und fein Würfeln.
4. Die Chilischote waschen, der Länge nach aufschneiden und die Kerne aus der Schote kratzen. Anschließend die Chili in feine Ringe schneiden.
5. Die Paprika säubern, aufschneiden, das Kerngehäuse heraustrennen und die Paprika in Würfel schneiden.
6. Knoblauch und Zwiebel in Scheiben schneiden und einige Minuten zu dem Hähnchen hinzugeben. Möhrenstifte und Paprika, sowie die Chilistreifen ebenfalls in die Pfanne geben. Dann mit der Gemüsebrühe ablöschen und die Teriyaki Soße unterrühren.
7. Das Fleisch aus der Pfanne nehmen und in Streifen schneiden.
8. Die Nudeln in die Pfanne zu den anderen Zutaten geben und vorsichtig unterheben. Mit Limettensaft und Salz abschmecken und in zwei Schalen füllen.
9. Das Fleisch auf den Salat legen und die Gurke ebenfalls hinzugeben.
10. Abschließend mit frischem Koriander bestreuen.
11. Guten Appetit!

LACHS MIT GRÜNEN BOHNEN

Portionen: 2 | Zubereitungszeit: 25 Min

Nährwertangaben pro Portion: 10 g Kohlenhydrate | 57 g Fett | 32 g Eiweiß | 695 kcal

Zutaten:

- 500 g grüne Bohnen
- 1 Knoblauchzehe
- 2 Lachsfilets à 150 g
- 1 Zweig Rosmarin
- 2 EL Olivenöl
- 2 Stängel Thymian
- ½ Zitrone
- Salz und Pfeffer

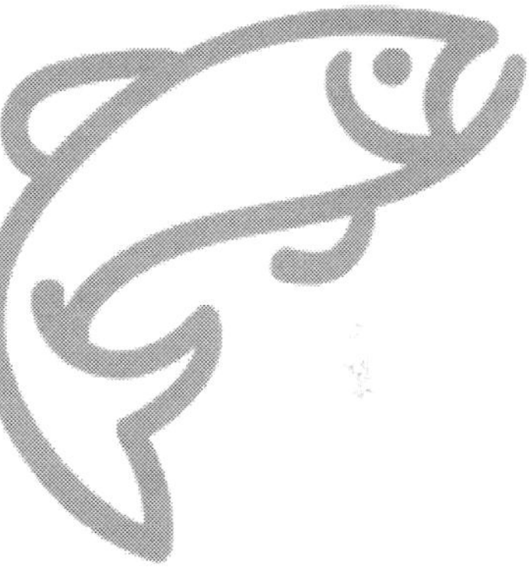

Zubereitung:

1. Den Fisch waschen, abtupfen, mit Salz einreiben und in einer beschichteten Pfanne in Öl gleichmäßig braten.
2. Die Knoblauchzehe schälen und grob hacken, anschließend gemeinsam mit dem Thymian und dem Rosmarin in die Pfanne zu dem Fisch geben.
3. Braten lassen, bis der Fisch beidseitig knusprig ist und vollkommen gar.
4. In der Zwischenzeit die Bohnen waschen, die Enden entfernen und die Bohnen 10 Minuten in Salzwasser kochen.
5. Das Wasser abgießen und die Bohnen auf zwei Teller legen. Jeweils ein Lachsfilet auf jeden Teller geben und abschließend mit etwas Pfeffer würzen.
6. Mit jeweils einem Viertel Zitrone servieren.
7. Guten Appetit!

28 Tage Essensplan

Besonders in der Anfangszeit fällt es häufig schwer, konsequent zu bleiben und die Ernährungsumstellung diszipliniert durchzuführen. Dies liegt oft daran, dass sich die Person noch nicht so gut mit der Ernährung und ihren Regeln auskennt.

Dieser 28 Tage Essensplan soll Ihnen dabei helfen, die Anfangszeit Ihrer Ernährungsumstellung möglichst einfach zu gestalten. Die Zutaten sind in jedem gängigen Supermarkt erhältlich und lassen sich im Handumdrehen nachkochen. Sobald die vier Wochen vergangen sind, hat sich Ihr Körper bereits an Ihre neuen Verhaltensmuster gewöhnt. Lassen Sie sich von den Rezepten inspirieren, um anschließend Ihre individuellen Ernährungspläne für die Zukunft zusammenzustellen.

Viel Spaß beim Nachkochen!

Frühstück: **Frühstücksbowl mit Blaubeeren**

Portionen: 2 | Zubereitungszeit: 12 Min

Nährwertangaben pro Portion: 20 g Kohlenhydrate | 40 g Fett | 16 g Eiweiß | 540 kcal

Zutaten:

- 400 g Naturjoghurt
- 1 EL Chia Samen
- 1 EL Acai Pulver
- 2 EL Kokosmüsli
- 2 TL Kokosraspeln
- 80 g Blaubeeren
- 2 EL Kürbiskerne
- 1 TL Kakaopulver
- 1 TL Agavendicksaft

Zubereitung:

1. Den Joghurt in einer großen Schale mit dem Acai Pulver und dem Kakao verrühren.
2. Anschließend gleichmäßig in zwei Schalen füllen.
3. Die Blaubeeren waschen und vorsichtig abtrocknen. Dann über den Joghurt in den Schalen streuen.
4. Die Kürbiskerne in einer kleinen beschichteten Pfanne rösten und ebenfalls in die Schale zu den Blaubeeren geben.
5. Mit Kokosmüsli, Chia Samen und Kokosraspeln garnieren und abschließend bei Bedarf mit etwas Agavendicksaft beträufeln.
6. Guten Appetit!

Mittag: ***Tomatensuppe mit Fleischbällchen***

Abend: ***Mediterraner Salat mit Mangold***

TAG 2

Frühstück: ***Brot mit Frischkäse und Avocado***

Mittag: **Kalbsleberspieße mit Radieschen**

Portionen: 2 | Zubereitungszeit: 35 Min

Nährwertangaben pro Portion: 14 g Kohlenhydrate | 11 g Fett | 35 g Eiweiß | 330 kcal

Zutaten:

- ½ Salatgurke
- 20 g Mangold
- 6 Radieschen
- 2 EL Olivenöl
- 400 g Kalbsleber
- 6 Cherrytomaten
- 1 EL Sojasoße
- Salz und Pfeffer

Zubereitung:

1. Das Öl in einer Schale mit der Sojasoße, dem Pfeffer und etwas Salz vermischen.
2. Die Leber in große Würfel schneiden und einige Minuten in der Marinade wenden.
3. Anschließend das Fleisch auf vier Spieße aufpieken und gleichmäßig grillen.
4. Die Radieschen und die Gurken in feine Scheiben schneiden, die Tomaten würfeln und bereitstellen.
5. Zwei Teller bereitstellen und auf ihnen die Tomaten, Radieschen, Gurke und einige Mangoldblätter verteilen.
6. Die Fleischspieße auf die Teller legen, sobald das Fleisch gar ist.
7. Guten Appetit!

Abend: ***Salat mit Möhren und Brokkoli***

TAG 3

Frühstück: ***Fruchtiger Obstsalat***

Mittag: ***Blumenkohlpuffer mit Tomatensalat***

Abend: **Gebratene Hähnchenbrust mit Rauke**

Portionen: 2 | Zubereitungszeit: 25 Min

Nährwertangaben pro Portion: 3 g Kohlenhydrate | 30 g Fett | 35 g Eiweiß | 485 kcal

Zutaten:

- 6 Cherrytomaten
- 2 TL Pinienkerne
- 2 Hähnchenbrustfilets à 150 g
- 4 EL Olivenöl
- Salz und Pfeffer

Zubereitung:

1. Das Fleisch waschen, trocken tupfen und mit Salz, sowie etwas Pfeffer würzen.
2. Anschließend in einer Pfanne in der Hälfte des Olivenöls braten, wenden und von der anderen Seite ebenfalls anbraten, bis es beidseitig goldgelb und gar ist.
3. In der Zwischenzeit die Rauke waschen, kurz kräftig schütteln und auf zwei Teller legen.
4. Die Tomaten waschen, halbieren und auf die Rauke legen. Mit etwas Olivenöl beträufeln und mit Salz und Pfeffer würzen.
5. Das Fleisch aus der Pfanne nehmen und neben die Rauke legen.
6. Guten Appetit!

TAG 4

Frühstück: **Joghurt mit Nüssen und Kiwi**

Portionen: 2 | Zubereitungszeit: 10 Min

Nährwertangaben pro Portion: 19 g Kohlenhydrate | 20 g Fett | 12 g Eiweiß | 315 kcal

Zutaten:

- 1 EL Kokosraspeln
- 1 EL Leinsamen
- 2 Kiwis
- 320 g Naturjoghurt
- 2 EL Cashewkerne
- 1 EL Chia Samen
- 2 EL Haselnüsse
- 1 TL Sesam

Zubereitung:

1. Die Kiwis schälen und mit einem Pürierstab gleichmäßig zerkleinern. Den Joghurt hinzugeben und ebenfalls einige Sekunden pürieren, sodass er sich mit dem Fruchtpüree vermischt.
2. In der Zwischenzeit die Cashewkerne und die Haselnüsse mit einem Messer grob hacken und im Anschluss daran in einer kleinen Pfanne einige Minuten rösten, damit sich die Aromen besser entfalten.
3. Die Leinsamen zu grobem Schrot verarbeiten und beiseite stellen.
4. Den Joghurt in zwei Schalen füllen und mit Leinsamen, Kokosraspeln, Chia Samen, Haselnüssen, Sesam und Cashewkernen bestreuen.
5. Guten Appetit

Mittag: ***Köstlicher Zucchini Auflauf***

Abend: ***Brot mit Forelle***

TAG 5

Frühstück: ***Bacon mit Spiegelei***

Mittag: **Salat mit Kichererbsen**

Portionen: 2 | Zubereitungszeit: 15 Min

Nährwertangaben pro Portion: 20 g Kohlenhydrate | 35 g Fett | 19 g Eiweiß | 505 kcal

Zutaten:

- ½ Salatgurke
- 2 EL Limettensaft
- 1 Avocado
- 150 g Fetakäse
- 200 g Kichererbsen
- 3 Stängel Petersilie
- 2 EL Avocado Öl
- Salz

Zubereitung:

1. Die Kichererbsen in einem Sieb unter laufendem Wasser gründlich abspülen, anschließend abtropfen lassen.
2. In der Zwischenzeit die Avocado entsteinen, die Schale entfernen und das Fruchtfleisch in schmale Scheiben schneiden.
3. Den Käse abtropfen lassen und im Anschluss daran in kleine Würfel schneiden.
4. Eine Limette auspressen und die Salatgurke in Würfel schneiden.
5. Kichererbsen, Fetakäse und Gurke in einer großen Schüssel mit Salz, Öl und Limettensaft vermischen.
6. Den Salat auf zwei Schalen aufteilen und die Avocadoscheiben vorsichtig darauf legen.
7. Mit gehackter Petersilie bestreuen und kalt genießen.
8. Guten Appetit!

Abend: ***Überbackene Champignons***

TAG 6

Frühstück: ***Fruchtiger Frühstücks Obstsalat***

Mittag: ***Geschmortes, buntes Gemüse***

Abend: **Frischer Salat mit Mozzarella und Avocado**

Portionen: 2 | Zubereitungszeit: 10 Min

Nährwertangaben pro Portion: 5 g Kohlenhydrate | 33 g Fett | 10 g Eiweiß | 375 kcal

Zutaten:

- 1 Avocado
- 1 Kugel Mozzarella
- 2 handvoll Feldsalat
- 2 handvoll Endivien
- 2 EL Olivenöl
- 6 Cherrytomaten
- Salz und Pfeffer

Zubereitung:

1. Den Salat waschen und in zwei Schalen füllen. Dann die Tomaten waschen, halbieren und auf die Salatblätter legen.
2. Den Mozzarella aus der Packung nehmen, abtropfen lassen und in Scheiben schneiden. Die Avocado entkernen, die Schale entfernen und die beiden Avocado Hälften in Scheiben schneiden.
3. Die Tomaten und Salatblätter mit Olivenöl beträufeln und mit etwas Salz bestreuen.
4. Vorsichtig die Käsescheiben und die Avocado auf dem Salat verteilen und mit etwas Salz und Pfeffer würzen.
5. Guten Appetit!

TAG 7

Frühstück: **Cremiger Smoothie mit Orangen und Ananas**

Portionen: 2 | Zubereitungszeit: 10 Min

Nährwertangaben pro Portion: 16 g Kohlenhydrate | 5 g Fett | 6 g Eiweiß | 130 kcal

Zutaten:

- 1 Tasse Ananas, gewürfelt
- 1 kleine Banane
- ½ Glas Wasser
- 200 g Naturjoghurt
- ½ Orange
- 1 TL Zitronensaft
- 1 TL Agavendicksaft

Zubereitung:

1. Geben Sie die Orange und die Ananas mit dem Wasser in einen Mixer und pürieren Sie beides zu einem homogenen Mus.
2. Lassen Sie es durch ein grobes Sieb laufen, sodass das Fruchtfleisch hindurchgelangt, Ananasstrunken und die Haut der Orange jedoch im Sieb zurückbleiben.
3. Pürieren Sie das Mus nun erneut, diesmal mit der Banane und etwas Agavendicksaft. Dann rühren Sie den Joghurt und den Zitronensaft unter, sodass Sie einen cremigen Smoothie haben, der perfekt für ein leichtes Frühstück ist.
4. Guten Appetit!

Mittag: ***Frischer Salat mit Mango und Mandeln***

Abend: ***Lachs mit grünen Bohnen***

TAG 8

Frühstück: ***Omelett mit mediterranem Gemüse***

Mittag: **Hähnchenschenkel aus dem Ofen**

Portionen: 2 | Zubereitungszeit: 1 Stunde

Nährwertangaben pro Portion: 6 g Kohlenhydrate | 60 g Fett | 45 g Eiweiß | 780 kcal

Zutaten:

- 1 Zitrone
- 2 EL Butter
- 2 Zweige Salbei
- 5 Zweige Thymian
- 6 Knoblauchzehen
- 1 Stängel Rosmarin
- 2 Hähnchenschenkel
- Salz und Pfeffer

Zubereitung:

1. Das Fleisch waschen, vorsichtig trockentupfen und anschließend mit Salz und Pfeffer einreiben.
2. In eine ofenfeste Pfanne legen und mit Butter kräftig anbraten.
3. Währenddessen den Ofen auf 180 Grad Celsius vorheizen und die Knoblauchzehen schälen, die Zitrone in dünne Scheiben schneiden und die Kräuter waschen.
4. Knoblauch, Zitronenscheiben und Kräuter zu dem Hähnchen in die Pfanne legen und einige Minuten braten.
5. Die Schenkel wenden und die Pfanne in den Ofen schieben. Etwa 40 Minuten backen, bis das Fleisch gar ist.
6. Aus dem Ofen nehmen und zu frischem Salat servieren.
7. Guten Appetit!

Abend: ***Salat mit Rotkohl und Apfel***

TAG 9

Frühstück: ***Low Carb Pfannkuchen mit frischen Früchten***

Mittag: ***Köstlicher Zucchini Auflauf***

Abend: **Abendbowl mit frischem Gemüse und Garnelen**

Portionen: 2 | Zubereitungszeit: 40 Min

Nährwertangaben pro Portion: 18 g Kohlenhydrate | 5 g Fett | 20 g Eiweiß | 215 kcal

Zutaten:

- 400 ml Gemüsebrühe
- 1 Limette
- 2 Knoblauchzehen
- 250 g Garnelen
- 4 Cherrytomaten
- 40 g Reisnudeln
- 2 Frühlingszwiebeln
- 1 grüne Chilischote
- 4 Champignons
- 1 EL Sojasoße
- 1 EL Fischsoße
- 1 EL Sesamöl
- 2 Stiele Koriander
- Salz und Pfeffer

Zubereitung:

1. Die Reisnudeln nach Packungsanleitung zubereiten und währenddessen das Gemüse vorbereiten.
2. Die Pilze putzen und in Streifen schneiden, die Cherrytomaten waschen und halbieren.
3. Die Frühlingszwiebeln waschen und in Ringe schneiden, die Knoblauchzehen schälen und mit einer Gabel zerdrücken.
4. Die Chilischote der Länge nach aufschneiden und die Kerne entfernen.
5. Die Garnelen waschen und in einem Wok in Sesamöl braten, nach einigen Minuten die Champignons und die Chili hinzugeben und alles gemeinsam wenden. Dann mit der Brühe ablöschen und aufkochen lassen.
6. Mit Sojasoße und Fischsoße würzen, die Cherrytomaten in den Wok geben und eine Minuten alles gemeinsam köcheln lassen.
7. Zum Servieren mit einer Limettenhälfte garnieren und mit Frühlingszwiebel, sowie Korianderblättern bestreuen.
8. Guten Appetit!

TAG 10

Frühstück: **Frühstücksbowl mit Granatapfel und frischen Feigen**

Portionen: 2 | Zubereitungszeit: 12 Min

Nährwertangaben pro Portion: 30 g Kohlenhydrate | 4 g Fett | 25 g Eiweiß | 260 kcal

Zutaten:

- 350 g Magerquark
- 4 EL Wasser
- 2 EL Granatapfelkerne
- 2 EL Blaubeeren
- ½ Banane
- 2 Feigen
- 2 TL Chia Samen

Zubereitung:

1. Die Blaubeeren gemeinsam mit dem Wasser in einen tiefen Becher geben und mit einem Pürierstab zu einem feinen Fruchtpüree mixen.
2. Anschließend in eine große Schale füllen und dort mit dem Quark verrühren.
3. Die Banane schälen und dann gleichmäßig in Scheiben schneiden, die Feige waschen und in Spalten schneiden.
4. Die Kerne aus dem Granatapfel lösen und in einer kleinen Schale bereitstellen.
5. Den Fruchtquark in zwei Schalen füllen und mit dem frischen, geschnittenen Obst garnieren.
6. Guten Appetit!

Mittag: ***Blumenkohlpuffer mit Tomatensalat***

Abend: ***Hähnchensalat nach asiatischer Art***

TAG 11

Frühstück: ***Brot mit Frischkäse und Avocado***

Mittag: **Schweinesteak aus der Pfanne**

Portionen: 2 | Zubereitungszeit: 25 Min

Nährwertangaben pro Portion: 13 g Kohlenhydrate | 45 g Fett | 57 g Eiweiß | 715 kcal

Zutaten:

- 1 kleine Paprika, gelb
- ½ Paprika, grün
- ½ Paprika, rot
- 100 g Champignons
- 200 g Zucchini
- 4 Stängel Thymian
- 2 Schweinesteaks
- 2 EL Olivenöl
- Salz und Pfeffer

Zubereitung:

1. Das Fleisch waschen, trockentupfen und mit Salz, sowie etwas Pfeffer würzen. Anschließend in eine heiße, beschichtete Pfanne legen und von beiden Seiten gleichmäßig braten.
2. In der Zwischenzeit eine zweite Pfanne bereitstellen und das Olivenöl erhitzen.
3. Die Champignons säubern und halbieren, die Zucchini in Scheiben schneiden, die Paprika fein würfeln.
4. Das Gemüse in der zweiten Pfanne dünsten und mit Salz würzen. Mehrmals wenden und dann auf zwei Teller verteilen.
5. Den Thymian zu dem Schweinefleisch in die erste Pfanne geben und dort einige Minuten mit den Steaks braten. Die Koteletts aus der Pfanne nehmen und auf die Teller legen.
6. Guten Appetit!

Abend: ***Mediterraner Salat mit Mangold***

TAG 12

Frühstück: ***Bacon mit Spiegelei***

Mittag: ***Frischer Salat mit Mango und Mandeln***

Abend: **Brot mit Avocado und Lachs**

Portionen: 2 | Zubereitungszeit: 10 Min

Nährwertangaben pro Portion: 7 g Kohlenhydrate | 70 g Fett | 30 g Eiweiß | 800 kcal

Zutaten:

- 10 grüne Oliven
- 140 g geräucherter Lachs
- 1 Avocado
- 4 Scheiben Low Carb Brot
- 30 g Butter
- 1 EL Olivenöl
- 1 TL Limettensaft
- Pfeffer

Zubereitung:

1. Das Brot auf zwei Teller verteilen und dünn mit Butter bestreichen.
2. Die Avocado entsteinen und in Scheiben schneiden.
3. Jeweils eine Scheibe Lachs auf jedes Brot legen und mit Avocado garnieren.
4. Mit einem Spritzer Limettensaft und etwas Olivenöl beträufeln, nach Bedarf mit Pfeffer würzen.
5. Die Oliven gemeinsam mit dem Brot servieren.
6. Guten Appetit!

TAG 13

Frühstück: **Exotisches Morgenmüsli mit Mango**

Portionen: 2 | Zubereitungszeit: 17 Min

Nährwertangaben pro Portion: 30 g Kohlenhydrate | 15 g Fett | 13 g Eiweiß | 320 kcal

Zutaten:

- ½ Tasse Mango, gewürfelt
- 400 ml Sojamilch
- 1 EL Mandeln, gehackt
- 2 EL Haferflocken
- 1 Messerspitze Zimt
- 1 TL Agavendicksaft

Zubereitung:

1. Die gehackten Mandeln gemeinsam mit den Haferflocken in einer kleinen Pfanne rösten, dann zum Abkühlen beiseite stellen.
2. Die Mango schälen, in kleine Würfel schneiden und gemeinsam mit der Sojamilch und dem Müsli in zwei Schalen füllen.
3. Mit etwas Zimt bestreuen und bei Bedarf mit einigen Tropfen Agavendicksaft beträufeln.
4. Guten Appetit

Mittag: ***Tomatensuppe mit Fleischbällchen***

Abend: ***Salat mit Möhren und Brokkoli***

TAG 14

Frühstück: ***Low Carb Porridge mit Beeren***

Mittag: **Italienischer Salat mit Rauke**

Portionen: 2 | Zubereitungszeit: 22 Min

Nährwertangaben pro Portion: 22 g Kohlenhydrate | 28 g Fett | 5 g Eiweiß | 400 kcal

Zutaten:

- 8 Oliven, nach Wahl
- 2 handvoll Rauke
- 1 große Tomate
- 50 g grüne Paprika
- 1 kleine Zwiebel
- 60 g Salatgurke
- 40 g Quinoa
- 1 kleine Pastinake
- 2 EL Limettensaft
- 4 EL Olivenöl
- Salz und Pfeffer

Zubereitung:

1. Etwas Wasser in einem Topf zum Kochen bringen und die Quinoa in ein Sieb geben. Das Wasser über die Quinoa gießen, damit die Bitterstoffe herausgespült werden.
2. Anschließend die Quinoa in den Topf füllen und mit Wasser bedecken. Zum Kochen bringen und köcheln lassen, bis die Quinoa gar ist.
3. In der Zwischenzeit die Paprika in kleine Würfel schneiden, mit der Tomate, der Gurke und der Zwiebel ebenso verfahren.
4. Die Pastinake schälen und in dünne Scheiben schneiden. Die Limette auspressen und die Rauke waschen.
5. Die Quinoa aus dem Topf in eine Schüssel füllen und mit dem Gemüse mischen. Die Rauke vorsichtig unterheben, anschließend mit Öl, Salz, Limettensaft und Pfeffer würzen und einige Minuten ziehen lassen.
6. In zwei Schalen füllen und mit Oliven garnieren.
7. Guten Appetit!

Abend: ***Lachs mit grünen Bohnen***

TAG 15

Frühstück: ***Spiegelei mit mediterranem Gemüse***

Mittag: ***Geschmortes, buntes Gemüse***

Abend: **Köstlicher Salat mit Kichererbsen und Thunfisch**

Portionen: 2 | Zubereitungszeit: 10 Min

Nährwertangaben pro Portion: 10 g Kohlenhydrate | 10 g Fett | 15 g Eiweiß | 223 kcal

Zutaten:

- 4 handvoll Rauke
- 1 TL Kapern
- 1 Dose Thunfisch à 100 g
- 1 kleine Gurke
- 2 TL Limettensaft
- 5 Cherrytomaten
- 1/2 TL Ingwer, gerieben
- 1 EL Olivenöl
- Salz und Pfeffer

Zubereitung:

1. Die Rauke waschen und anschließend trockenschütteln.
2. Die Tomaten waschen und halbieren, die Kichererbsen aus dem Glas in ein Sieb füllen und unter laufendem Wasser gründlich spülen.
3. Den Limettensaft mit Öl, Pfeffer, Ingwer und Salz zu einem Dressing verrühren und in einer kleinen Schale beiseite stellen.
4. Den Thunfisch aus der Dose nehmen und gründlich abtropfen lassen.
5. Die Gurke schälen und in Würfel schneiden. Dann alle Zutaten in einer großen Salatschüssel gut vermischen und in zwei kleinen Schalen servieren.
6. Guten Appetit!

TAG 16

Frühstück: **Grüne Smoothie Bowl**

Portionen: 2 | Zubereitungszeit: 15 Min

Nährwertangaben pro Portion: 22 g Kohlenhydrate | 21 g Fett | 12 g Eiweiß | 360 kcal

Zutaten:

- 2 TL Chia Samen
- ½ Tasse Apfel, gewürfelt
- 300 g Naturjoghurt
- ½ Mango
- 20 g Spinat
- 2 EL Nüsse, gehackt

Zubereitung:

1. Die Mango schälen und in Streifen schneiden, den Spinat waschen und trocken schütteln, den Apfel schneiden und das Kerngehäuse entfernen.
2. Die Apfelstücke gemeinsam mit der Mango in einen Mixbecher geben und zu einem Fruchtpüree mixen, dann den Joghurt hinzugeben und einige Sekunden untermischen.
3. Den Smoothie in zwei Schalen füllen und mit den Chia Samen, der restlichen Mango, sowie den gehackten Nüssen garnieren.
4. Guten Appetit!

Mittag: ***Köstlicher Zucchini Auflauf***

Abend: ***Brot mit Forelle***

TAG 17

Frühstück: ***Bacon mit Spiegelei***

Mittag: **Lachs in Zitronensoße**

Portionen: 2 | Zubereitungszeit: 30 Min

Nährwertangaben pro Portion: 18 g Kohlenhydrate | 70 g Fett | 55 g Eiweiß | 986 kcal

Zutaten:

- 150 g Erbsen
- 1 EL Butter
- 200 ml Sahne
- 400 g Lachsfilet
- 1 Knoblauchzehe
- 2 TL Parmesan, gerieben
- 2 EL Zitronensaft
- 1 kleine Zwiebel
- 1 Prise Muskatnuss, gerieben
- Pfeffer und Salz

Zubereitung:

1. Den Lachs waschen, dann trockentupfen und schließlich in Würfel schneiden.
2. Die Zwiebel und den Knoblauch schälen, anschließend fein hacken und gemeinsam mit dem Lachs in einer Pfanne in Butter dünsten.
3. Wenden, bis der Fisch knusprig wird, dann mit Sahne ablöschen und einige Minuten köcheln lassen.
4. Die Erbsen in die Sahne geben und unterrühren.
5. Mit Zitronensaft, Pfeffer, Muskatnuss und Salz abschmecken, zum Servieren mit geriebenem Parmesan bestreuen.
6. Guten Appetit!

Abend: ***Salat mit Rotkohl und Apfel***

TAG 18

Frühstück: ***Brot mit Frischkäse und Avocado***

Mittag: ***Hähnchenfilet mit Bohnen***

Abend: **Würzige Kürbiscreme**

Portionen: 2 | Zubereitungszeit: 25 Min

Nährwertangaben pro Portion: 13 g Kohlenhydrate | 10 g Fett | 4 g Eiweiß | 175 kcal

Zutaten:

- 350 ml Wasser
- 2 TL Schmand
- 1 TL Limettensaft
- 1 kleine Zwiebel
- 1 Knoblauchzehe
- 1 cm Ingwer
- 1 Möhre
- 150 g Hokkaido
- 2 TL Kürbiskerne
- 1 TL Butter
- 1 TL Olivenöl
- Salz und Pfeffer

Zubereitung:

1. Den Kürbis, die Zwiebel, die Möhre und die Knoblauchzehe in kleine Würfel schneiden und anschließend in einem Topf mit Olivenöl und Butter dünsten.
2. Nach einigen Minuten mit Wasser ablöschen und zum Kochen bringen. Den Ingwer schälen und in die Suppe geben.
3. 15 Minuten köcheln lassen, dann vom Herd nehmen und zu einer homogenen Creme pürieren.
4. Die Kürbiskerne in einer kleinen beschichteten Pfanne rösten und beiseite stellen.
5. Die Kürbiscreme mit Limettensaft, Salz und Pfeffer würzen, dann in zwei kleine schalen füllen.
6. Zum Servieren einen TL Schmand pro Schale in die Creme rühren und mit Kürbiskernen bestreuen.
7. Guten Appetit!

TAG 19

Frühstück: **Perfektes Meal Prep Frühstück**

Portionen: 2 | Zubereitungszeit: 12 Min

Nährwertangaben pro Portion: 17 g Kohlenhydrate | 13 g Fett | 4 g Eiweiß | 225 kcal

Zutaten:

- 10 g Spinat, frisch
- 2 Birnen
- 2 EL Walnüsse, gehackt
- 4 EL Granatapfelkerne

Zubereitung:

1. Die Birnen waschen, das Kerngehäuse entfernen und die Birnenhälften in dünne Scheiben schneiden.
2. Die Granatapfelkerne vorsichtig aus dem Gehäuse lösen, den Spinat waschen und trocken schütteln.
3. Die Walnüsse hacken und einige Minuten in einer kleinen Pfanne rösten.
4. Zwei Gläser mit Schraubverschluss bereitstellen und gleichmäßig die Birnenscheiben, den Spinat und den Granatapfel aufschichten.
5. Abschließend mit gerösteten Walnüssen bestreuen und die Gläser gut verschließen.
6. Guten Appetit!

Mittag: ***Salat mit Rindfleichstreifen***

Abend: ***Überbackene Champignons***

TAG 20

Frühstück: ***Spiegelei mit mediterranem Gemüse***

Mittag: **Zoodles mit Pesto**

Portionen: 2 | Zubereitungszeit: 15 Min

Nährwertangaben pro Portion: 11 g Kohlenhydrate | 32 g Fett | 15 g Eiweiß | 450 kcal

Zutaten:

- 1 große Zucchini
- 2 EL Parmesan, gerieben
- 2 EL Ricotta
- 2 EL grünes Pesto
- 1 TL Olivenöl
- Pfeffer

Zubereitung:

1. Die Zucchini waschen, mit einem Küchenpapier abtrocknen und mit einem Sparschäler gleichmäßig in dünne Streifen schneiden.
2. Das Öl in einer Pfanne erhitzen und die Zucchini Nudeln darin einige Minuten dünsten.
3. Dann Ricotta und Pesto untermischen, anschließend mit etwas Pfeffer würzen.
4. Zum Servieren in zwei Schalen geben und mit geriebenem Parmesan bestreuen.
5. Guten Appetit!

Abend: ***Überbackene Champignons***

TAG 21

Frühstück: ***Low Carb Porridge mit Beeren***

Mittag: ***Blumenkohlpuffer mit Tomatensalat***

Abend: **Brokkoli Hummus**

Portionen: 2 | Zubereitungszeit: 12 Min

Nährwertangaben pro Portion: 15 g Kohlenhydrate | 28 g Fett | 10 g Eiweiß | 390 kcal

Zutaten:

- 150 g Brokkoli
- 1 Prise Chiliflocken
- 2 Knoblauchzehen
- 1 TL Tahin
- 200 g Kichererbsen
- 4 EL Wasser
- 2 TL Limettensaft
- 1 EL Pinienkerne
- 1 Prise Muskat
- 2 EL Olivenöl
- Salz

Zubereitung:

1. Die Kichererbsen aus dem Glas nehmen, in ein Sieb füllen und unter laufendem Wasser abspülen.
2. Den Brokkoli kochen und abkühlen lassen.
3. Alle Zutaten gemeinsam, bis auf die Pinienkerne, in eine tiefe Schale geben und mit einem Pürierstab zu einem sämigen Brei pürieren.
4. Die Pinienkerne in einer kleinen Pfanne rösten und abschließend über das Hummus streuen.
5. Zu Low Carb Brot oder Gemüsesticks servieren.
6. Guten Appetit!

TAG 22

Frühstück: **Frühstücksshake mit Schokolade**

Portionen: 2 | Zubereitungszeit:

Nährwertangaben pro Portion: 8 g Kohlenhydrate | 6 g Fett | 3 g Eiweiß | 85 kcal

Zutaten:

- 2 EL Agavendicksaft
- 1 EL Kakaopulver
- 300 ml Mandelmilch
- 1 Glas Wasser

Zubereitung:

1. Alle Zutaten gemeinsam in einen Mixbecher geben und pürieren, bis ein homogener Shake entsteht.
2. Probieren und gegebenenfalls etwas mehr Kakao oder Agavendicksaft hinzufügen.
3. In zwei Gläser füllen und kalt servieren.
4. Guten Appetit!

Mittag: ***Frischer Salat mit Mango und Mandeln***

Abend: ***Hähnchensalat nach asiatischer Art***

TAG 23

Frühstück: ***Omelett mit mediterranem Gemüse***

Mittag: **Griechische Fleischspieße mit Tsatsiki**

Portionen: 2 | Zubereitungszeit: 1 Stunde

Nährwertangaben pro Portion: 8 g Kohlenhydrate | 15 g Fett | 33 g Eiweiß | 327 kcal

Zutaten:

- 100 g Cherrytomaten
- 50 g Gurke
- 100 g Zucchini
- 1 TL Kebab-Gewürz
- 1 Knoblauchzehe
- 3 TL Olivenöl
- 250 g Naturjoghurt
- 1 kleine Zwiebel
- 80 g Paprika, rot
- 250 g Hähnchenbrust
- Salz und Pfeffer

Zubereitung:

1. Das Olivenöl mit dem Kebab Gewürz, etwas Pfeffer und Salz zu einer Marinade verrühren.
2. Das Fleisch waschen, abtupfen und in Würfel schneiden. In einer Schale in der Marinade ziehen lassen.
3. In der Zwischenzeit die Cherrytomaten waschen, die Paprika in Streifen schneiden und mit der Zucchini ebenso verfahren.
4. Die Zwiebel schälen, vierteln und dann die einzelnen Schichten voneinander lösen.
5. Vier große Holzspieße bereitlegen und das Gemüse mit dem Fleisch abwechselnd auf die Spieße pieken.
6. In einer Grillpfanne gleichmäßig grillen. In der Zwischenzeit das Tsatsiki zubereiten.
7. Hierfür die Gurke waschen und schälen, die Kerne vorsichtig mit einem Löffel entfernen und die Gurke mit einer Reibe reiben.
8. Die Knoblauchzehe schälen und mit einer Gabel zerdrücken. Anschließend in einer Schale den Joghurt mit der Gurke und dem Knoblauch vermischen und einen TL Olivenöl unterrühren. Mit Salz würzen und zu den Fleischspießen servieren.
9. Guten Appetit!

Abend: ***Salat mit Rotkohl und Apfel***

TAG 24

Frühstück: ***Fruchtiger Frühstücks Obstsalat***

Mittag: ***Tomatensuppe mit Fleischbällchen***

Abend: **Abendbowl mit Kürbis und Quinoa**

Portionen: 2 | Zubereitungszeit: 30

Nährwertangaben pro Portion: 30 g Kohlenhydrate | 9 g Fett | 7 g Eiweiß | 265 kcal

Zutaten:

- 200 g Hokkaido Kürbis
- 2 handvoll Rauke
- 50 g Quinoa
- 1 kleine Zwiebel
- 1 TL Limettensaft
- 2 EL Olivenöl
- Salz und Pfeffer

Zubereitung:

1. Etwas Wasser in einem kleinen Topf zum Kochen bringen und die Quinoa damit spülen, damit der bittere Geschmack entfernt wird.
2. Anschließend die Quinoa in einen Topf füllen, mit Wasser bedecken, leicht salzen und etwa 10 Minuten köcheln lassen.
3. In der Zwischenzeit den Kürbis waschen und in kleine Würfel schneiden. Die Zwiebel ebenso in Würfel schneiden und anschließend Kürbis und Zwiebel in einer Pfanne in Öl dünsten.
4. Die Quinoa in die Pfanne zu dem Kürbis geben, sobald sie gar ist. Einige Minuten alles gemeinsam braten lassen.
5. In der Zwischenzeit die Rauke waschen und trockenschütteln.
6. Den Kürbis und die Quinoa aus der Pfanne nehmen und in einer großen Schüssel mit der Rauke vermischen. Dann mit Salz, Pfeffer und Limettensaft würzen.
7. In zwei kleine Schalen füllen und servieren.
8. Guten Appetit!

TAG 25

Frühstück: **Pudding mit frischen Früchten**

Portionen: 2 | Zubereitungszeit: 15 Min

Nährwertangaben pro Portion: 15 g Kohlenhydrate | 9 g Fett | 5 g Eiweiß | 180 kcal

Zutaten:

- 40 g Blaubeeren
- 4 Blätter Minze
- 4 Erdbeeren
- 30 g Chia Samen
- 300 ml Mandelmilch
- 2 EL Kokosraspeln
- 2 EL Mandelplättchen
- 1 TL Agavendicksaft

Zubereitung:

1. Die Mandelmilch gleichmäßig in zwei Schalen verteilen und die Chia Samen hinzugeben. Den Agavendicksaft einrühren und den Pudding anschließend 10 Minuten ziehen lassen.
2. In der Zwischenzeit die Blaubeeren und die Erdbeeren waschen, die Erdbeeren in Scheiben schneiden.
3. Die Schalen bereitstellen und mit Erdbeeren, Blaubeeren, Mandelplättchen und Kokosraspeln garnieren.
4. Die Minzblätter hübsch drappieren und den Pudding kalt servieren.
5. Guten Appetit!

Mittag: ***Geschmortes, buntes Gemüse***

Abend: ***Brot mit Forelle***

TAG 26

Frühstück: ***Low Carb Pfannkuchen mit frischen Früchten***

Mittag: **Saftiges Steak mit Rauke**

Portionen: 2 | Zubereitungszeit: 20 Min

Nährwertangaben pro Portion: 5 g Kohlenhydrate | 35 g Fett | 18 g Eiweiß | 430 kcal

Zutaten:

- 2 Zweige Rosmarin
- 2 Rindersteaks
- 10 Cherrytomaten
- 3 handvoll Rauke
- 3 EL Olivenöl
- Salz und Pfeffer

Zubereitung:

1. Das Fleisch säubern und in einer Pfanne in 2 EL Olivenöl beidseitig scharf anbraten. Den Rosmarin waschen, einige Sekunden schütteln und in die Pfanne zu dem Fleisch geben.
2. In der Zwischenzeit die Rauke waschen und trockenschütteln. Die Tomaten auch waschen und anschließend halbieren. In einer Schale mit Olivenöl, Salz und Pfeffer würzen und verrühren.
3. Das Fleisch auf zwei Teller verteilen und den Salat daneben anrichten.
4. Guten Appetit!

Abend: ***Mediterraner Salat mit Mangold***

TAG 27

Frühstück: ***Brot mit Frischkäse und Avocado***

Mittag: ***Köstlicher Zucchini Auflauf***

Abend: **Abendsalat mit Roter Bete und Orange**

Portionen: 2 | Zubereitungszeit: 10 Min

Nährwertangaben pro Portion: 20 g Kohlenhydrate | 5 g Fett | 9 g Eiweiß | 190 kcal

Zutaten:

- 350 g Rote Bete, gekocht
- 50 g Fetakäse
- 300 g Orange
- 1 Prise Chiliflocken
- 2 Blätter Petersilie
- 2 TL Limettensaft
- 1 EL Sonnenblumenkerne
- Salz und Pfeffer

Zubereitung:

1. Die Orange schälen und in feine Scheiben schneiden. Mit der Rote Bete ebenso verfahren.
2. Die Sonnenblumenkerne in einer kleinen beschichteten Pfanne rösten.
3. Die Orangenscheiben abwechselnd mit den Rote Bete Scheiben auf zwei Teller legen und mit zerbröckeltem Käse, Chiliflocken, Salz und Pfeffer bestreuen.
4. Die Petersilie hacken, einen Spritzer Limettensaft über den Salat verteilen und zum Servieren mit frisch gehackter Petersilie garnieren.
5. Guten Appetit!

TAG 28

Frühstück: **Frühstücks smoothie mit Himbeeren**

Portionen: 2 | Zubereitungszeit: 7 Min

Nährwertangaben pro Portion: 13 g Kohlenhydrate | 9 g Fett | 8 g Eiweiß | 175 kcal

Zutaten:

- 25 g Haferflocken
- 100 ml Sojamilch
- 25 g Mandeln, gemahlen
- 130 g Himbeeren, gefroren
- 2 EL Naturjoghurt
- 200 ml Wasser
- 1 TL Agavendicksaft

Zubereitung:

1. Die Himbeeren waschen und einige Male leicht schütteln, damit sie abtropfen können.
2. Dann gemeinsam mit dem Wasser, der Sojamilch und dem Joghurt in einen Mixer geben und zu einem Smoothie pürieren.
3. Die Mandeln und den Agavendicksaft hinzufügen und einige Sekunden alles gemeinsam pürieren.
4. In zwei Gläser füllen und bei Bedarf mit einigen Eiswürfeln servieren.
5. Guten Appetit!

Mittag: ***Hähnchenfilet mit Bohnen***

Abend: ***Salat mit Möhren und Brokkoli***

Haftungsausschluss

Dieses Buch enthält Meinungen und Ideen der Autorin und beabsichtigt, den Lesern informatives und hilfreiches Wissen zu vermitteln. Die enthaltenen Anleitungen und Strategien passen möglicherweise nicht zu jedem Leser, und es gibt keine Garantie dafür, dass sie auch wirklich bei jedem funktionieren. Die Benutzung dieses Buchs und die Umsetzung der darin ausgearbeiteten Informationen erfolgt ausdrücklich in eigener Verantwortung und Risiko. Das Werk, inklusive aller Inhalte, gewährt keine Gewähr oder Garantie für Korrektheit, Vollständigkeit, Qualität oder Aktualität der zur Verfügung gestellten Informationen. Fehlinformationen und Druckfehler sind nicht vollständig auszuschließen.

Ebenso ist eine Haftung der Autoren bzw. des Verlags und seiner Beauftragten für Personen, Sach- oder Vermögensschäden ausgeschlossen. Erkrankungen mit ernstem Hintergrund gehören in ärztliche Behandlung! Bei bereits bestehenden Beschwerden kann das Buch daher keinen fachärztlichen Rat ersetzen.

Impressum

envdur.trade@gmail.com

Sophie Pehle by proxy of:

EnvDur Trading

Balat Mahallesi Rifat

Efendi Sokak, No: 19/1

34087 Istanbul

Turkey

Cover:

Design: Natalia Design

Picture: YARUNIV Studio // www.shutterstock.com

Printed in Poland
by Amazon Fulfillment
Poland Sp. z o.o., Wrocław

56538507R00066